Dr. med. Georg Weidinger

RAUS *aus der* DEPRESSION

durch die
Heilung der Mitte

KNEIPP
VERLAG WIEN

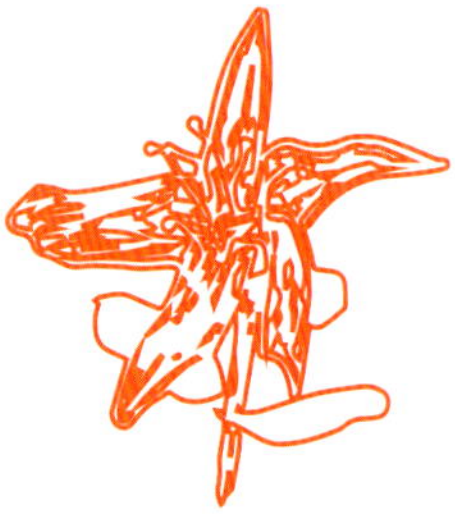

Inhalt

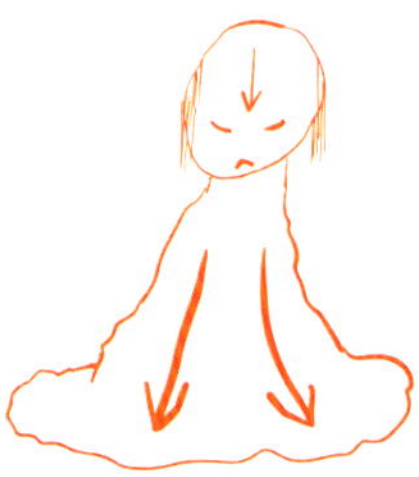

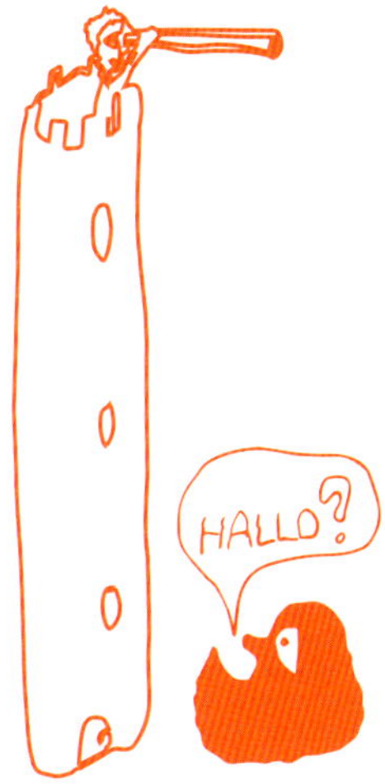
HALLO?

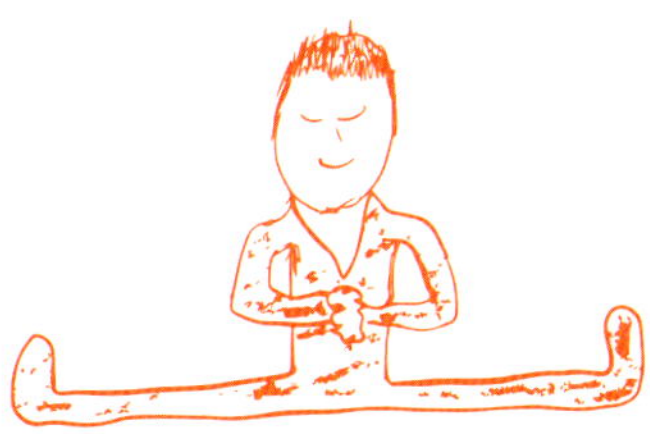

WO WIR JETZT STEHEN

Man geht heute davon aus, dass etwa ein Drittel unserer Bevölkerung unter einer psychischen Erkrankung leidet. An vorderster Stelle steht hier die Depression mit Niedergeschlagenheit und Erschöpfung, dicht gefolgt von Essstörungen wie Anorexie oder Bulimie und der bipolaren Störung. Bei letzterer vollführt die Psyche eine Achterbahnfahrt. Weitere Erkrankungen sind Psychosen mit zeitweiligem Realitätsverlust, Schizophrenie und das damit verbundene Leben in einer eigenen Welt, Zwangsstörungen, Angststörungen, Suchterkrankungen, Belastungsstörungen, Persönlichkeitsstörungen und schließlich noch das große Feld der psychosomatischen Erkrankungen. Bei diesen wissen die Betroffenen meist gar nicht, dass eigentlich die Psyche krank ist und nicht der Körper. Folgeerkrankungen dieser psychischen Störungen sind die Schwächung des Immunsystems durch all den Stress, den der Körper erlebt, wenn er unter fehlgesteuerten Emotionen leidet sowie schwere Infektionskrankheiten, Autoimmun- und Krebserkrankungen, Herzinfarkte und Schlaganfälle. So wird bald klar, dass es (fast) keine körperliche Erkrankung gibt, die entsteht, ohne dass zuvor die Psyche krank war. Der dramatisch ansteigende Verbrauch von Psychopharmaka, also von Medikamenten, die psychische Störungen behandeln, ist wohl ein Indikator dafür, die Situation irgendwie in den Griff bekommen zu wollen.

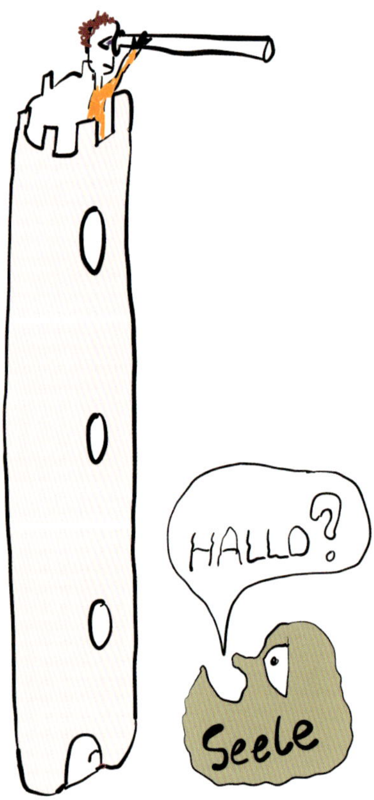

Immer lauter werden die Rufe nach einer „neuen, ganzheitlichen Medizin“, einer Medizin, die Körper und Psyche nicht trennt, sondern die die Seele in den Heilungsprozess miteinbezieht, am besten ausgeführt von

Ärztinnen und Ärzten, die genau das auch selbst leben und verkörpern. Davon sind wir hier im Westen wohl noch weit entfernt. Seit über 100 Jahren bauen wir an unserem Elfenbeinturm der modernen Wissenschaft, der mittlerweile so hoch ist, dass wir zwar unendlich weit sehen, aber das Naheliegende nicht mehr erkennen.

Wir hier im Westen sind es, die den Kunstgriff vollführt haben, Seele, Geist und Körper zu trennen. Es ist scheinbar wie bei einem Motor: Oft ist es notwendig, ihn zu zerlegen, um einzelne Teile reparieren zu können. Doch fasziniert von dem, was man da an großartiger Technik findet, darf man nicht vergessen, alles wieder zusammenzubauen. Hier stehen wir mit unserer westlichen Medizin. Was bringt es, wenn der Körper wieder repariert ist, man aber einfach nicht mehr leben möchte?

Fasziniert von all dem, was man in unserem Körper findet, fasziniert von den Zellen, den chemischen Prozessen, dem genetischen Code, den hormonellen Zusammenhängen und physiologischen Funktionsweisen, haben wir vergessen, den Motor „Mensch" wieder zusammenzubauen. Wir haben vergessen, dass der Körper ja nur ein Teil des Menschen ist, jener nämlich, der ihm als Fahrzeug in dieser Welt dient. Aber wenn man kein Ziel im Leben hat, nirgendwo hinfahren möchte, nicht weiß, wie man das Fahrzeug richtigerweise bedient, mit Bremse, Gaspedal, Kupplung und Zündschlüssel, was man tanken sollte und was nicht, wenn man keine Ahnung hat von den Verkehrsregeln und den Geschwindigkeitsbegrenzungen, dann wird einem das großartigste Fahrzeug nichts bringen und man wird überhaupt nicht verstehen, warum das Fahrzeug nicht fährt.

Wir müssen von unserem Elfenbeinturm wieder herunterkommen und den Blick auf unsere ganze Welt richten. Man sieht dann sehr bald, dass es keine „neue" ganzheitliche Medizin braucht, weil es eine altbewährte ganzheitliche Medizin gibt, zum Beispiel die **Traditionelle Chinesische Medizin (TCM)**, und dass

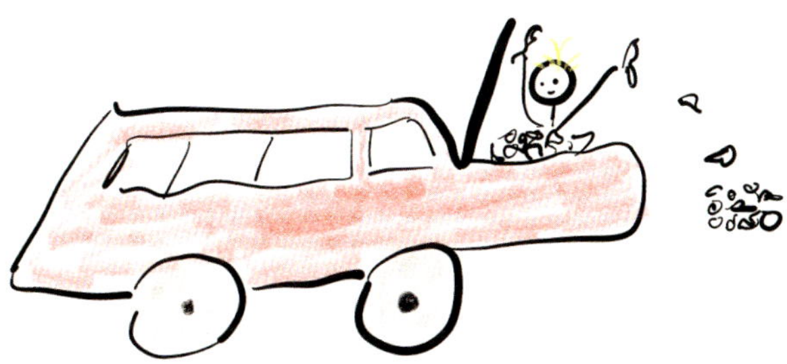

es auch keine neue Philosophie der „Einheit des Menschen" braucht, weil es zum Beispiel die **indische Yogatradition** gibt. Es braucht dann nur noch einen offenen Geist und viel Zeit und Mühe, sich mit diesen über Jahrtausende bewährten Gesundheitssystemen zu beschäftigen. Es braucht auch „Übersetzer", offene Geister, welche einen großen Teil ihrer Lebenszeit dem Verständnis alter Texte und alter Symbolik widmen und es schaffen, dieses Wissen uns modernen westlichen Menschen nahezubringen. Dann bekommen wir tatsächlich eine neue, weil wiederentdeckte, ganzheitliche Medizin. Dann schaffen wir es auch zu verstehen, warum die psychischen Erkrankungen bei uns so rapide zunehmen.

Dieses Buch will Ihnen helfen, Ihre Mitte wiederzufinden. Dabei ist es egal, wo Sie diese verloren haben. Es ist auch egal, ob Sie körperlich, psychisch oder seelisch darunter leiden. Dabei werde ich Sie bitten, den Spagat zu üben, den Spagat, ein modernes, westliches Leben zu leben und sich gleichzeitig nach der altertümlichen Philosophie des alten China und des alten Indien zu orientieren.

Im Mittelpunkt dieses Buches steht die **Mitte** selbst, welche sich in der Chinesischen Medizin in der Mitte unseres Körpers befindet. Ohne gesunde Mitte geht gar nichts im Körper.

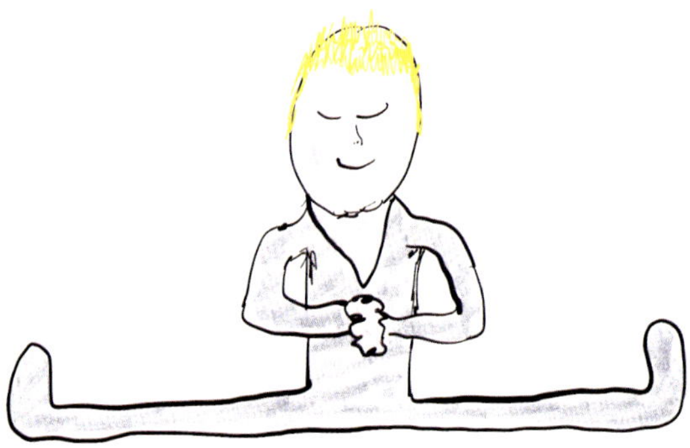

Ohne gesunde Mitte haben wir keine Energie, kein Qi, können nicht verdauen, sind erschöpft, niedergeschlagen, müde und kraftlos. Ohne gesunde Mitte funktioniert die Atmung nicht richtig, das Immunsystem schwächelt und die Psyche kann alle Pathologien spielen, wie ich sie am Anfang dieses Vorworts geschildert habe.

Wenn Sie die beiden bisherigen Bücher unserer TCM-Reihe, „Frei von Angst“ und „Frei von Stress“, bereits kennen oder andere meiner Bücher gelesen haben, wissen Sie ja schon, was wir in der TCM mit „Mitte“ meinen und wie man **ganz lieb** ist zu ihr. Ich hoffe, dass ich Ihnen auch in diesem Fall viele neue Aspekte zeigen kann, welche Sie in Ihrem Leben weiterbringen. Falls Sie diese Bücher noch nicht kennen, genießen Sie die vielen „Aha-Erlebnisse“ dieses Buches doppelt.

Und noch eines vorweg: Bitte probieren Sie Lebensstiländerungen, die ich Ihnen vorschlage, einmal konsequent für etwa einen Monat aus! Falls es Ihnen dann deutlich besser geht, werden Sie gerne so weitermachen, falls nicht, probieren Sie die nächsten Vorschläge aus, wie Kräuter, westliche oder chinesische, Übungen, Meditationen oder auch Medikamente. In den Klappen des Buchumschlags finden Sie einen Fragebogen und einen Notfallkoffer, die Sie beide dabei unterstützen können, herauszufinden, was hilft und guttut. Das oberste Ziel, dass es Ihnen wieder gut geht und Sie **Freude am Leben haben**, dürfen Sie niemals aus den Augen verlieren! Und falls für Sie in diesem Buch gar nichts dabei ist, das Sie weiterbringt, dann suchen Sie trotzdem weiter, wenden Sie sich an Ärztinnen und Ärzte der westlichen oder Chinesischen Medizin. Holen Sie sich unbedingt Hilfe und reden Sie mit anderen Menschen über Ihre Probleme! Viele Dinge werden nicht einfach von selbst wieder gut, aber oft braucht es gar nicht viel, um schon eine Verbesserung zu erzielen. Und dafür braucht es Ihre Suche, Ihren Glauben, dass es wieder besser wird, und Ihr Vertrauen, dass Sie die Lösung finden!

Na dann, fangen wir an …

Melancholie
&
Trauer

Wut
&
Zorn

Angst

Sorge
&
Grübeln

Euphorie

Depression

WENN ALLES *nach unten* ZIEHT

DIE WESTLICHE SICHT

Das Wort „Depression“ leitet sich von dem lateinischen Wort „deprimere“ ab, was „niederdrücken“ bedeutet. In der Depression fühlen wir uns niedergedrückt. Alles zieht nach unten, unser Körper, unsere Gedanken, unsere Gefühle. Das vordergründige Symptom der Depression ist die Niedergeschlagenheit. Anfangs ist einem oft zum Weinen, man macht sich viele Sorgen oder bleibt beim Grübeln an den eigenen Gedanken hängen. Doch mit der Zeit wird es durch eine innere Gefühlsarmut und Leere ersetzt. Dazu kommt meist eine tiefe seelische sowie körperliche Erschöpfung, die durch den normalen Schlaf nicht auszugleichen ist. Typischerweise ist diese Erschöpfung in der Früh am schlimmsten. Depressiven Menschen fehlt der Antrieb, irgendetwas zu machen oder zu verändern. Schon kleinste Tätigkeiten, wie Zähneputzen, den Körper waschen, den Geschirrspüler einräumen oder sich selbst eine einfache Mahlzeit zubereiten, werden zur unüberwindbaren Hürde. Und nichts macht mehr Freude. Nichts reißt den Betroffenen aus seiner Stimmung heraus, was es Angehörigen oder Freunden oft schwer macht, zu helfen. Zusätzlich treten Konzentrationsstörungen, Appetitlosigkeit, Schlafstörungen und verschiedenste körperliche Symptome wie Verdauungsstörungen, vermehrte Infektanfälligkeit, Schmerzen am ganzen Körper, Druckgefühl in der Brust, Gewichtszunahme oder -abnahme oder Verlust der Libido auf. Die meisten depressiven Menschen leiden unter einem Gefühl von Hoffnungslosigkeit, dem Fehlen von Perspektiven, um aus dem Zustand wieder herauszukommen, dem Gefühl der Ohnmacht, des Ausgeliefertseins, der Hilflosigkeit sowie dem Fehlen von Zielen und Perspektiven für die Zukunft.

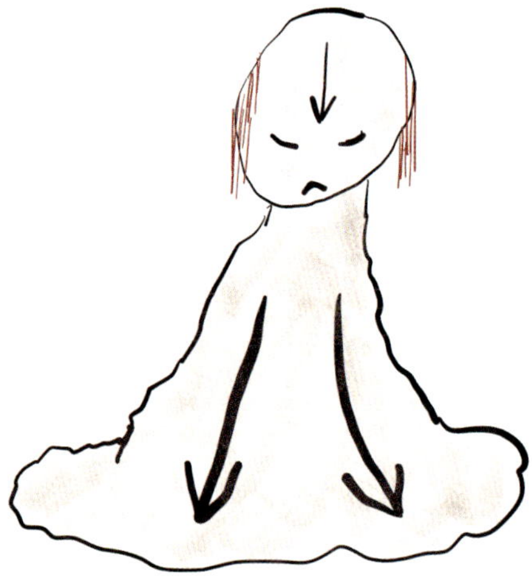

Die Ursachen der Depression sind vielfältig. So kann die Depression als Reaktion auf schlimme Ereignisse oder Todesfälle in der Familie oder im Freundeskreis auftreten. Man spricht dann von **reaktiver Depression**, die zumeist nach einer gewissen Zeit, einer Trauerphase, wieder verschwindet. Als **organi-**

sche Depression bezeichnet man jene Form, bei der hinter der Depression ein körperliches Leiden steckt, zum Beispiel eine Schilddrüsenerkrankung, ein Schlaganfall, eine Nebennierenerkrankung mit einer Hormonstörung oder eine Autoimmunerkrankung wie die Multiple Sklerose. Dann können Depressionen in bestimmten Lebenslagen deutlich gehäuft vorkommen, wie zum Beispiel in der Pubertät, in der es um die Findung des eigenen Ichs und der eigenen Stellung in der Gesellschaft geht, oder in der Schwangerschaft, in der, neben hormonellen Umstellungen, die Bewältigung einer völlig neuen Lebenssituation im Mittelpunkt steht. Der Eintritt in die Pension mit dem Verlust der „Arbeit als Lebensaufgabe“ kann zu einer Depression führen, ebenso wie ein Schulwechsel, Arbeitswechsel oder Umzug. Überforderung und Unterforderung in der Arbeit sind häufig Ursache von Depressionen. Stress im Allgemeinen kann zu Überforderung, Erschöpfung und schließlich Depression führen. Die **larvierte** oder **versteckte Depression** zeigt keine offensichtlichen psychischen Veränderungen, sondern führt zu rein körperlichen Beschwerden wie Kopf- oder Rückenschmerzen, Schwindelgefühl, Magenschmerzen oder hohem Blutdruck. Hier spricht man den großen Formenkreis der psychosomatischen Erkrankungen an. Schließlich gibt es noch die **endogene Depression**, bei der keine offensichtliche Ursache für die Stimmungslage festzustellen ist, die also aus dem Inneren kommt und einfach da ist. Bei dieser wird vor allem eine genetische Störung mit Veränderung der Zusammensetzung der Botenstoffe im Gehirn angenommen.

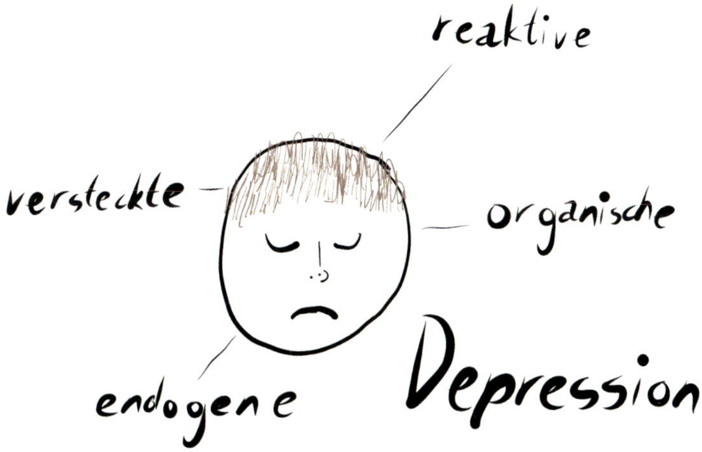

In der Ursachenforschung der Depression gilt es, Zusammenhänge zwischen Lebensumständen, Lebensgewohnheiten und Lebensereignissen mit der schlechten Stimmungslage zu finden. So hat eine Vielzahl von Depressionen in unserer Gesellschaft mit Überforderung in der Arbeit und im Alltag sowie fehlender sozialer Anerkennung zu tun, was bei vielen zu einem Burn-out führt. Dieses „Ausgebrannt-Sein" zeigt oft alle oben angeführten Symptome einer Depression, psychisch und körperlich. Der Ausweg aus dem **Burn-out** erfordert oft ein „Aussteigen" aus der derzeitigen Lebens- oder Arbeitssituation für mindestens drei bis sechs Monate und ein „Abstand-Bekommen" zum eigenen Leben, um die eigene Situation aus einer neuen Perspektive klar sehen und analysieren zu können.

Bei vielen „passiert" die Depression einfach, weil man sein Leben dahinlaufen lässt, seinen Alltag erledigt, seine Grundbedürfnisse stillt und sich dabei immer weiter von den eigenen Plänen, Vorstellungen und Träumen für das eigene Leben entfernt. Es ist dabei nicht entscheidend, ob das im Rahmen der Doppelbelastung durch Kind und Beruf oder als Teil des täglichen sozialen und finanziellen Überlebenskampfes in unserer Gesellschaft geschieht.

Depressionen bei Jugendlichen sind oft geprägt von einer Perspektivenlosigkeit in Bezug auf die eigene berufliche Zukunft oder dem Fehlen von Zielen im Leben. Gerade in sozial besser gestellten Schichten haben die Jugendlichen oft keine konkreten Ziele, zumal sie materiell ohnehin schon alles haben und ihnen Vorbilder fehlen. Ein großes Thema ist die zunehmende soziale Isolierung von Menschen durch die neuen elektronischen Medien. Die Beschäftigung am Laptop oder Smartphone findet großteils alleine statt, es fehlen persönliche Kontakte und Begegnungen und so kann es zu Rückzug, Einsamkeit und auch Depression kommen. Regelmäßige soziale Kontakte sind notwendig, um soziale Kompetenzen zu entwickeln, mit anderen Menschen umgehen zu lernen und ein Werkzeug für die Handhabung zwischenmenschlicher Beziehungen zu erwerben.

Auch die **Corona-Pandemie** hat durch Lockdowns und die allgemeine angstbehaftete Stimmung zu einer deutlichen Zunahme von Depressionen geführt. Hierbei dürften die Gefühle von Hilflosigkeit und Ohnmacht in der Situation sowie die erzwungene soziale Isolierung die treibenden Faktoren sein.

TCM-GRUNDLAGEN ZUM VERSTÄNDNIS VON DEPRESSION

Die Mitte in der Mitte der fünf Elemente

In meiner Arztpraxis behandle ich mittlerweile Patientinnen und Patienten mit Depressionen seit mehr als 20 Jahren. Die meisten von ihnen wenden sich an mich, um die Depression von einer anderen Seite anzugehen, nämlich von der Seite der (Traditionellen) Chinesischen Medizin. Wenn man sich mit dieser beschäftigt, fällt sehr schnell auf, dass die häufigsten Symptome, welche die Depression beschreiben (siehe Seite 10), einer Schwäche des **Elements Erde** – anders gesagt einer **schwachen oder müden Mitte** – oder laut chinesischer Diagnose einem Milz- oder Magen-Qi-Mangel mit mehr oder weniger Feuchtigkeit, Schleim und feuchter Hitze entsprechen. Sehen wir uns dazu die fünf Elemente an:

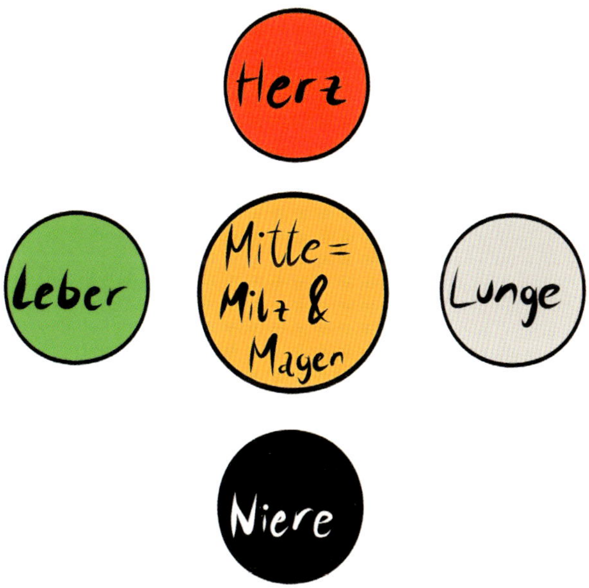

Berücksichtigt man dann noch die Stressabhängigkeit von depressiven Beschwerden (laut chinesischer Diagnose Leber-Qi-Stagnation und Blut-Mangel) und die schwere Erschöpfung (laut chinesischer Diagnose Nieren-Yin-, Nieren-Yang- oder Jing-Mangel), lassen sich mehr als 90 Prozent aller Formen der Depression mit chinesischer Medizin gut unterstützen.

In der Chinesischen Medizin ist der Ansatz immer folgender: Man behandelt den Körper, um den Körper zu stärken. Man behandelt den Körper aber gleichzeitig auch, um die Psyche und die Seele zu stärken. Der ganzheitliche Ansatz besteht darin, den Körper und die Psyche in Harmonie zu bringen, um Gesundheit zu erreichen. Dabei hat die Chinesische Medizin mehrere Möglichkeiten zu helfen.

Die Lebensführung

In der TCM ist das Wichtigste die **Lebensführung**. Es geht darum, zu erkennen, was den Körper im täglichen Leben übermäßig anstrengt, was ihn übermäßig aufregt oder was man alles tun kann, um Anspannung und Aufregung wieder aus dem Körper zu bekommen. **Das umfasst die Ernährung, die Bewegung, die Ruhezeiten sowie den Schlaf, das Gleichgewicht der Gefühle, die Einstellung zum Leben, zur Arbeit, zu den Menschen, mit denen man zu tun hat, den Glauben und auch die Wünsche und die Ziele, die man lebt oder eben nicht lebt.** Das ist das Allerwichtigste in der Chinesischen Medizin: **zu erkennen, wie alles zusammenhängt!** Wenn man diese Erkenntnis hat, fällt es einem oft wie Schuppen von den Augen und man sieht den Weg heraus aus dem Labyrinth Krankheit, heraus aus dem Labyrinth Depression.

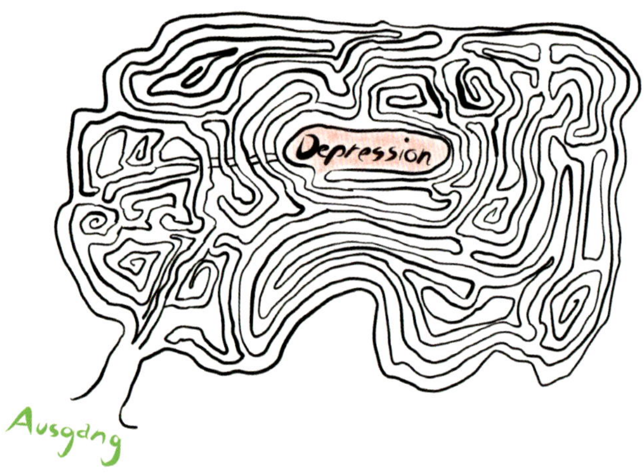

Daher besteht die Hauptarbeit in meiner Arztpraxis aus Folgendem:

Verstehen – Erklären – Motivieren

Das **Verständnis**, was genau in dem jeweiligen Körper los ist, erhalte ich durch die Analyse von Puls und Zunge sowie durch das, was mir die Patienten erzählen. Dabei nimmt man den Puls als Repräsentanten für den gesamten Körper. Er ist ein Echo des Lärms dieses gesamten Körpers. Ebenso sieht man sich die Zunge an und gewinnt so Erkenntnisse über den ganzen Körper.

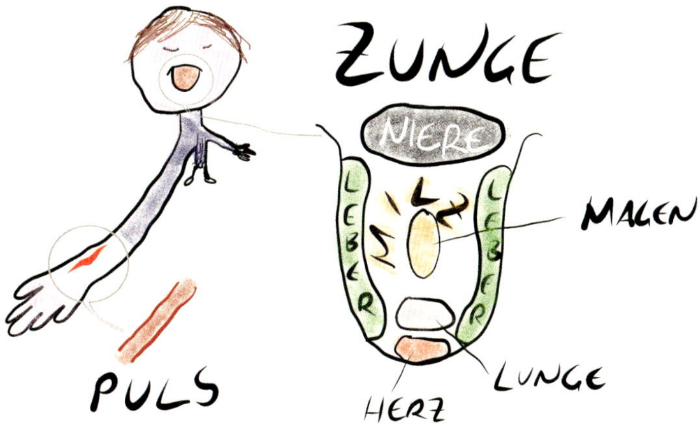

Bei der Zunge unterscheidet man den **Zungenkörper** und den **Zungenbelag**. In diesem Buch ist bei der jeweiligen Störung eine Skizze von der Zunge abgebildet, um Ihnen zu zeigen, welche Veränderung Sie auf ihr erkennen können. Bei der Analyse der Zunge braucht es ein bisschen Übung, um zu erkennen, wie eine „normale" Zunge aussieht, da wir in unserem Alltag wenig mit Zungen zu tun haben. Es ist überhaupt keine Hexerei, dafür aber eine große Hilfestellung, wenn es um die Wahl der richtigen Therapie, insbesondere der chinesischen Medikamente (alias Kräuter) geht.

Wie alles zusammenhängt und was man dann tun kann, werde ich Ihnen in diesem Buch mehrfach **erklären**. Wenn Sie es einmal verstanden haben, werden Sie sehen, was genau bei Ihnen **chinesisch** passiert. Es wird Ihnen dabei hoffentlich nicht allzu schwerfallen, meiner Empfehlung für eine „chinesische" Therapie zu folgen. Leider ist man gerade bei der Depression oft sehr träge und jede Handlung, die man setzen möchte, braucht einen doppelten und dreifachen Anlauf. Und wenn man dann einmal in Bewegung ist, wenn der Stein einmal rollt und man mit dem Tun begonnen hat, braucht es den baldigen Erfolg, damit man dabeibleibt. Und weil „baldig" gerade in der

Chinesischen Medizin „relativ" ist, braucht es den folgenden dritten Punkt ebenso.

Die **Motivation**, meine Patientinnen und Patienten zu einer Veränderung ihrer Lebens- und Ernährungsgewohnheiten oder sogar zu weitreichenderen Veränderungen des eigenen Lebens zu bringen, ist oft die schwierigste Aufgabe in meiner Arztpraxis. Da kämpfe ich gegen Vorurteile, alte Gewohnheiten, Trägheit und besseres Wissen. Doch aus meiner Erfahrung werden sich Ihre Beschwerden erst dann wirklich verändern, wenn Sie die Umstände ändern, unter denen die Beschwerden langsam gewachsen sind. Da es aber nicht immer bequem ist und auch eine gewisse Zeit der Umgewöhnung benötigt, ist eine möglichst starke Motivation von besonderer Bedeutung. Darum bin ich immer froh, wenn Patienten Partner mitbringen, die genau zuhören, was ich sage, und ihre Lieben dann auch entsprechend daran „erinnern" können. Schließen Sie sich daher mit anderen zusammen, die Ihnen helfen, diesen neuen Weg zu gehen. Niemand sollte einen schwierigen Weg allein gehen müssen …

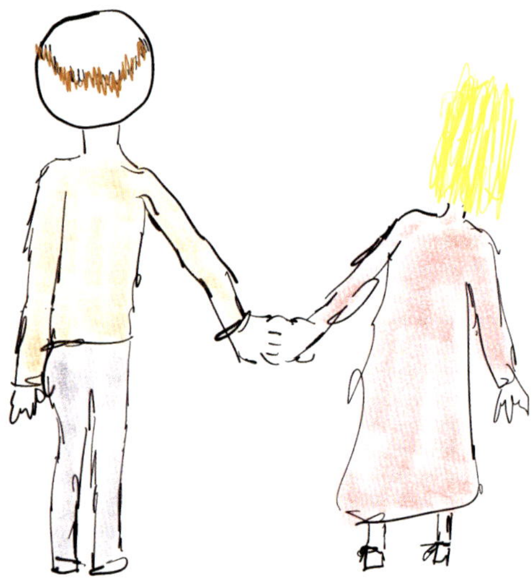

Psychische Erkrankungen und das Qi

Sie kennen sicherlich bereits den Begriff „Qi" aus der Chinesischen Medizin. **Qi** wird meist als **Lebensenergie** übersetzt. Ist ein Körper kräftig, hat er viel Qi. Die Bezeichnung Qi wird auch für alles **Nicht-Materielle** im Körper verwendet. So ist jedes Gefühl einfach Qi, jeder Gedanke ist Qi, die Geister, die im Körper wohnen, sind Qi, so wie auch Wärme Qi ist und die Arbeit eines Organs.

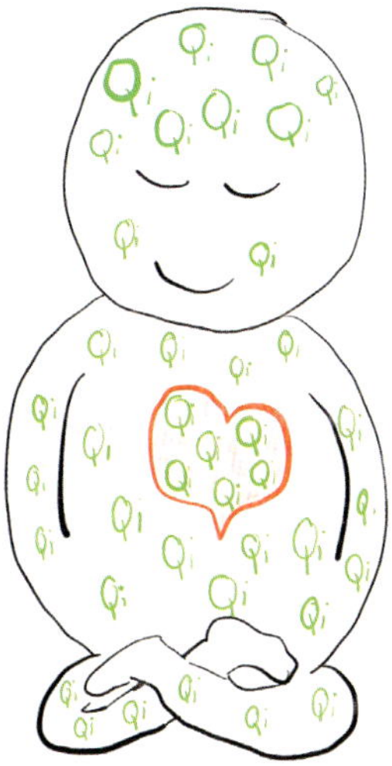

Psychische Erkrankungen zu behandeln bedeutet, Qi zu behandeln. Dabei ist dieses zumeist schwach, wie bei der Erschöpfung, oder blockiert, wie bei der Wut.

Sie kennen auch sicherlich das chinesische Symbol für Yin und Yang: Dabei steht Yin, das Dunkle, für die Materie, und Yang, das Helle, für die Energie.

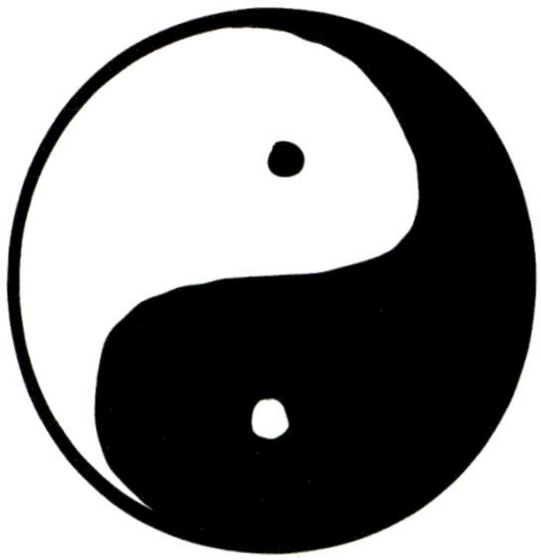

Das Symbol, chinesisch als **Taijitu** bezeichnet, zeigt, dass alles ständig im Wandel ist, dass sich alles als Yin und Yang darstellen lässt und zu jeder Zeit an jedem Ort beides vorhanden ist, einmal mehr das eine, dann wieder mehr das andere. Li Dong Yuan, von dem ich Ihnen gleich noch mehr erzählen werde, beschreibt es folgendermaßen: „Qi ist der Vorfahre des Geistes und die Essenz ist das Kind des Qi. Qi ist also die Wurzel sowohl von Essenz und Geist. Groß ist Qi! Wenn mehr Qi zusammenkommt, entsteht Essenz. Wenn mehr Essenz zusammenkommt, macht es den Geist gesund." Wir nennen Qi, die Essenz (chinesisch „Jing") und den Geist (chinesisch „Shen") auch die **drei Schätze der Chinesischen Medizin**.

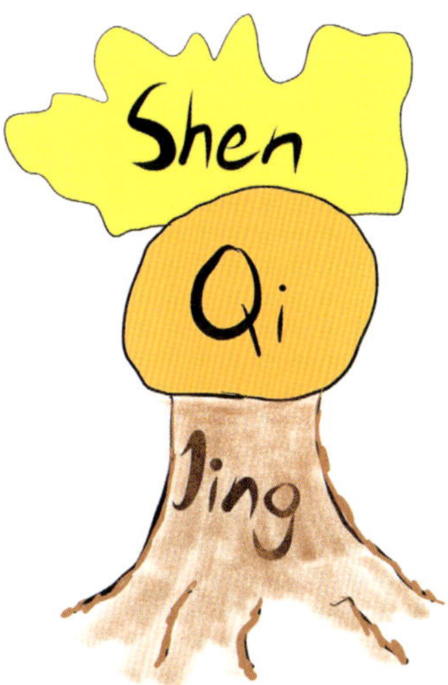

„Shen" bedeutet einfach „Geist" und bezeichnet allgemein gesprochen jeden Geist im Körper. In der TCM sagt man, dass in jedem Organ ein Geist wohnt.

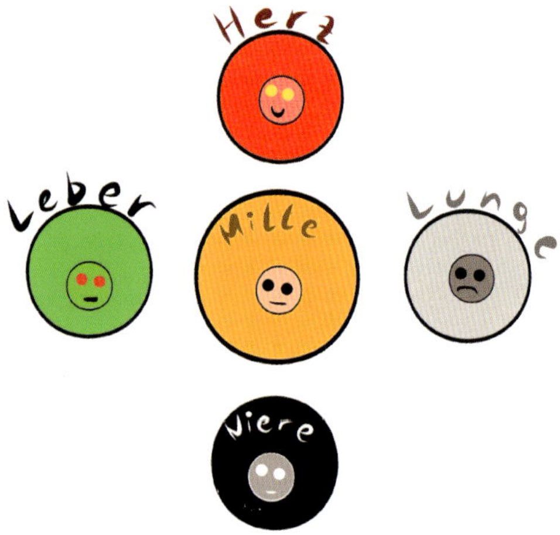

Gleichzeitig ist Shen der Name des Geistes des Herzens, der als „Chef aller Geister“ gilt. Die anderen Geister heißen Hun, Yi, Po und Zhi. Jedem dieser Geister ist eine Emotion zugeordnet.

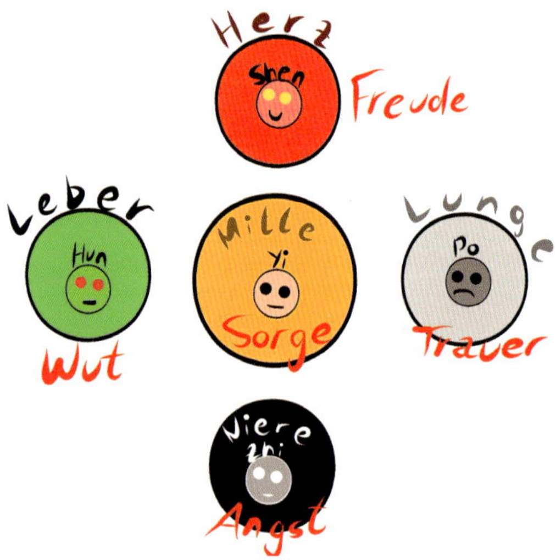

„Geist“ hat dabei nichts mit etwas Spirituellem zu tun, sondern ist einfach das Nicht-Materielle, das Geistige eines Organs. Psyche heißt auf Chinesisch **Jing Shen**, was wörtlich ins Deutsche übersetzt „Essenz-Geist“ bedeutet. Psychische Erkrankungen bezeichnet man im Chinesischen dann als **Jing Shen Bing**, womit die Bedeutung des Materiellen für die psychische Gesundheit betont wird.

Die Essenz, chinesisch Jing genannt, steht für die Materie, die als Gesamtheit in der Niere gespeichert wird. In der chinesischen Psychiatrie und Psychologie geht es dabei immer um das Gleichgewicht von Qi in Einklang mit der Materie Jing und dem Geist Shen.

Beim Dreieck ist der Shen **oben**, Jing und Qi bilden die Basis. Wenn man jetzt einen Schritt weiterdenkt, erkennt man die Dreiteilung des Körpers in oben, wo das Herz sitzt und der Geist Shen wohnt, die **Mitte**, in der die Mitte, der Verdauungsapparat, sitzt und Qi produziert, und **unten**, wo die Niere sitzt und die Essenz Jing speichert.

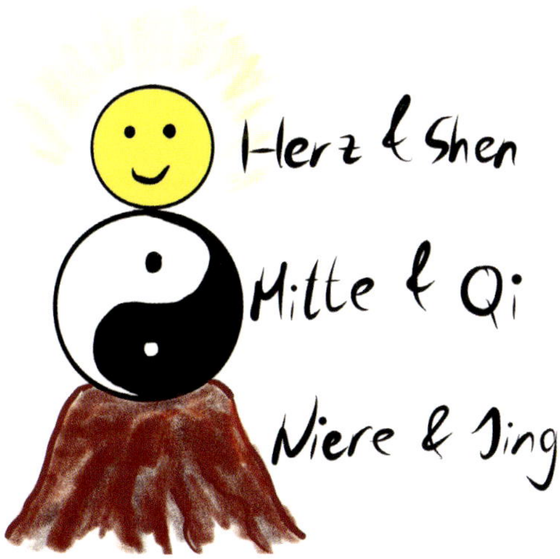

Psychische Gesundheit ist also in der Chinesischen Medizin allumfassender gedacht als bei uns: Die Mitte produziert viel Qi, der Geist Shen, als Repräsentant aller Geister im Körper, ruht, die Jing-Speicher in der Niere sind voll. Die Einheit ergibt die Gesundheit.

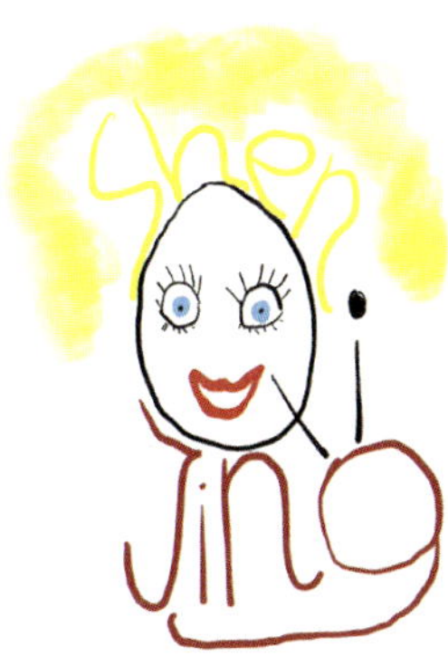

WIE ALLES ZUSAMMENHÄNGT

In der Han-Dynastie (206 vor bis 220 nach Christus) orientierte sich die Chinesische Medizin vor allem an zwei großen Meisterwerken: dem **Huang Di Nei Jing**, welches dem Gelben Kaiser zugeschrieben wird (wobei man heute davon ausgeht, dass mehrere Autoren dieses große Werk verfasst haben), und dem **Shang Han Lun**, der Abhandlung über Kältekrankheiten. Im Huang Di Nei Jing finden sich die Basis des Denkens der TCM, all die Zusammenhänge von Qi, der Lebensenergie, Blut und den anderen Körpersäften, die Theorie der Organe, die Einbettung des Menschen in die Natur und die Zusammenhänge von Lebensführung und Krankheit.

Das alte Wissen sah es so: Krankheit entsteht dadurch, dass „Böses" von außen eindringt und im Körper Schaden anrichtet. Die sogenannten **Liu Yin**, die sechs klimatischen Faktoren, die in den Körper hineinwollen, sind: Wind, Kälte, Feuchtigkeit, Trockenheit, Hitze und Sommerhitze.

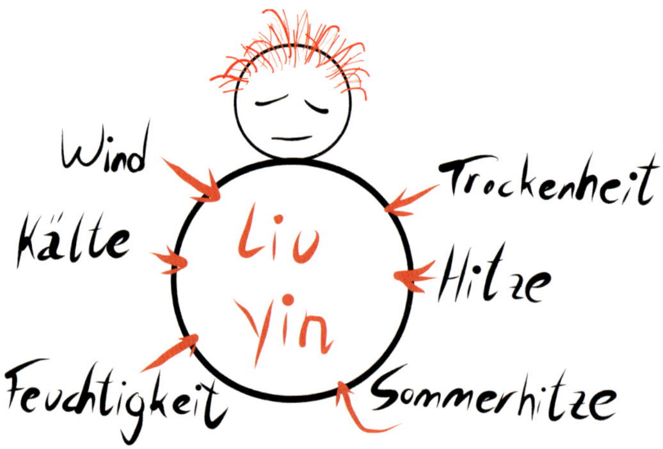

Diese Vorstellung, wie Krankheit entsteht, stammt aus dem Schamanismus: Ein böser Geist dringt von außen ein, befällt den Körper und macht ihn krank. Die schamanische Therapie bestand darin, den bösen Geist wieder loszuwerden. Die Behandlung in der Chinesischen Medizin war daher ursprünglich analog dazu, die sechs Liu Yin wieder hinauszuwerfen. Dies funktionierte lange Zeit sehr gut.

Am Ende der Han-Dynastie lebte der Arzt **Zhang Zhongjing**, welcher bis in die heutige Zeit als einer der bedeutendsten chinesischen Ärzte gilt. Zu seiner Zeit, am Ende der Han-Dynastie, verstarben viele Menschen an fieberhaften Erkrankungen. Zhang Zhongjing sammelte das alte Wissen und ergänzte es durch seine neuen Erkenntnisse. Die wichtigste Erkenntnis war: Vor allem **Kälte** dringt von außen in den Körper ein, der Körper reagiert mit Fieber – also mit Wärme – auf die Kälte, um diese auszugleichen. Als Therapie muss man dann den Körper unterstützen, um die Kälte nach außen auszuleiten und im Innen zu wärmen. Seine Erkenntnisse und die hilfreichsten Kräutermischungen schrieb Zhang Zhongjing in seinem Werk über die Kältekrankheiten, dem **Shang Han Lun**, zusammen. Für viele Jahrhunderte funktionierte auch dieses alte, erweiterte Wissen sehr gut.

Die „Schule der Mitte" entsteht

Das zwölfte und dreizehnte Jahrhundert nach Christus war, geprägt von Kriegen und Hungersnöten, in China eine dunkle Zeit. Ganze Städte wurden vernichtet, unzählige Menschen unschuldig niedergemetzelt. Die Menschen litten unter rassistischen Ausschreitungen, sozialen Missständen und Naturkatastrophen, unter Hunger, Seuchen und zahlreichen Erkrankungen. Die Ärzte der Zeit waren gezwungen, neue Wege zu beschreiten, um den Menschen helfen zu können. Zu dieser Zeit lebte **Li Gao**, sein Rufname war **Dong Yuan**. Er entstammte einer sehr wohlhabenden Familie. Von Kindheit an erhielt er eine ausgezeichnete Ausbildung, genoss den Umgang mit hochrangigen Beamten und berühmten Lehrern der Zeit. Vorgeformt war seine Karriere als angesehener, hochrangiger Beamter. Doch eines Tages erkrankte seine Mutter. Ein Arzt nach dem anderen wurde gerufen, doch keiner konnte ihr helfen. Kein Arzt konnte erklären, worunter sie litt. Schließlich verstarb sie. Einschneidend muss dieses Erlebnis in der Kinderseele des Li Gao gewesen sein. Schließlich entschied er, Medizin zu studieren. Da Geld keine Rolle spielte, konnte er direkt bei Zhang Yuan-Su lernen, dem Lehrer von zwei der vier Meister der damaligen Zeit. Seine Lehre war im damaligen traditionalistischen China revolutionär, da sie Neuerungen forderte:

„Alte und moderne Zeiten unterscheiden sich. Alte Rezepturen sind nutzlos bei modernen Krankheiten."

Bis zu dieser Zeit folgten die medizinischen Gelehrten der Lehre von Zhang Zhongjing und richteten ihre Aufmerksamkeit hauptsächlich auf das Eindringen der äußeren pathogenen Faktoren, auf die „Infektionskrankheiten", wie wir heute sagen würden, und interpretierten Krankheiten überwiegend als „Schädigung von außen". Li Dong Yuan war ein guter Schüler, jedoch war er nicht gewillt, die Meinung seines Lehrers ebenso zu übernehmen. Er hatte eine neue Idee und veränderte damit das Gedankengebäude der Chinesischen Medizin grundlegend. Li Dong Yuan richtete seine Aufmerksamkeit auf die „innere Schädigung". Seiner Meinung nach beginnt eine Erkrankung durch einen Schaden „innen", was dann der Wurzel der Erkrankung entspricht. Frei übersetzt sagt er: „Es kann etwas Böses von außen ja nur dann eindringen, wenn dafür Platz ist im Innen, wenn also innen drin irgendwo eine Leere herrscht."

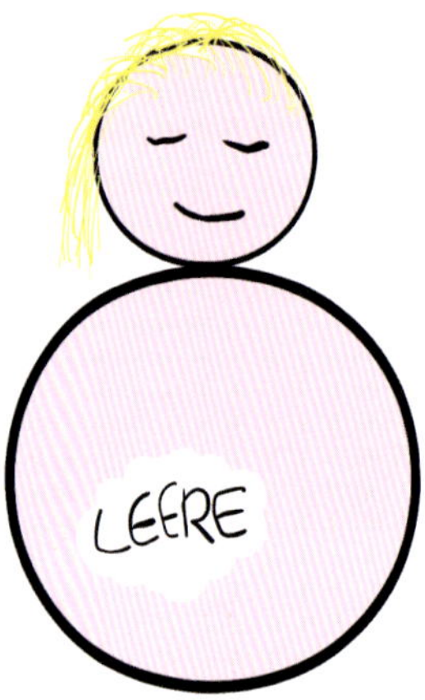

Durch die Hungersnöte der Zeit waren die Menschen so erschöpft, dass Infekte, also äußere pathogene Faktoren, ein leichtes Spiel mit den Körpern hatten. Das Eindringen des äußeren pathogenen Faktors ist nur das Symptom, der Zweig. Ist die Wurzel gesund, wird der Zweig gedeihen.

Ist der Körper innen gesund, kann von außen kein Angreifer eindringen. Auf dieser Überlegung aufbauend entwickelte Li Dong Yuan seine Theorie, dass der Verdauungsapparat das wichtigste Organ im Körper sei und die Basis aller Funktionen des menschlichen Lebens.

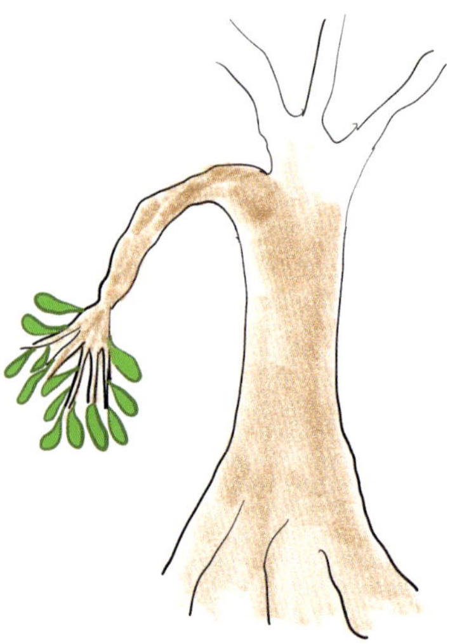

Die meisten Gelehrten der Zeit schenkten dem Verdauungsapparat keine weitere Aufmerksamkeit. Doch Li Dong Yuan hatte beobachtet, hatte Menschen gesehen und behandelt, die fast verhungert wären und solche, die sich in ihrem Wohlstand überfressen hatten.

Pi Wei Lun – die zentrale Bedeutung von Milz und Magen

Sein Wissen hat Li Dong Yuan uns in seinem Werk **Pi Wei Lun**, der Abhandlung über Milz und Magen, hinterlassen, zumal der Verdauungsapparat nach traditioneller chinesischer Denkweise aus Milz und Magen besteht.

Li Dong Yuan sagt, es besteht Gesundheit, solange Milz und Magen in Harmonie sind.

Sie haben jetzt schon sehr viel über die Chinesische Medizin erfahren. Wenn wir dieses Wissen heute auf uns anwenden, heißt das, dass viele Erkrankungen dadurch entstehen, dass vor allem **Kälte** von außen in uns eindringt. Denken Sie an „Erkältungskrankheiten", da steckt noch das Wort „Kälte" drinnen. Diese behandelt man also chinesisch durch Wärme: warm und scharf essen (vertreibt die Kälte), sich ins Bett legen (Bettwärme), heiße Wickel verwenden und viel heißen Tee trinken. Dann gibt es viele Erkrankungen, wie zum Beispiel Autoimmunerkrankungen, die durch eindringende Kälte ausgelöst werden. Auch hier versucht der Körper, die Kälte durch Wärme, in dem Fall durch Hitze zu vertreiben, und Hitze ist dann die Entzündung, die im Körper erst so richtig Schaden anrichtet.

Aber mit Kälte ist auch **emotionale Kälte** gemeint, wie sie einem in unserer Gesellschaft häufig begegnet, in der Arbeit, in der Familie. Auch sie dringt in uns ein und wir müssen sie durch Wärme, **emotionale Wärme**, vertreiben oder ausleiten, indem wir darüber reden.

Kälte dringt in uns ein durch zu viel **kaltes Essen**, zu viel rohes Essen, durch kalte Getränke und schwer Verdauliches. Diese Kälte behandelt man am einfachsten, indem man regelmäßig warm isst und trinkt sowie langsam isst und gut kaut. Dann nämlich nutzt man den Mund als „Vorwärmer" und vertreibt die Kälte.

Doch wann ist man empfänglich für Kälte? Wenn der Körper geschwächt ist, und das ist er dann, wenn der Verdauungsapparat geschwächt ist, woher soll denn die ganze Energie kommen, den Körper zu kräftigen, wenn nicht aus der Nahrung? Und das geht nur dann, wenn der Verdauungsapparat die Nahrung so aufspalten kann, dass der Körper die darin enthaltene Energie für seine Zwecke nutzen kann.

Wie funktioniert unser Verdauungsapparat?

Nun müssen wir uns diesen Verdauungsapparat einmal näher ansehen. Was ist überhaupt der Verdauungsapparat? Wo beginnt er, wo hört er auf?

Wenn wir essen, zerkleinern wir die Nahrung einmal grob im Mund durch Beißen. Speichel, produziert in den Speicheldrüsen des Mundes, kommt dazu, befeuchtet die Nahrung und beginnt bereits mit der Verdauung. Dann rutscht der Speisebrei die Speiseröhre hinunter und landet im Magen. Dort wird er weiter zerkleinert und verweilt so lange, bis feste Teile nur mehr eine Größe von etwa 1,3 Millimeter Durchmesser haben. Erst dann fließt dieser Brei weiter in den Dünndarm ab. Hier kommen zum Speisebrei die Säfte der Bauchspeicheldrüse (sie produziert täglich etwa zwei Liter Pankreassaft) mit Enzymen zur Verdauung von Eiweiß, Kohlenhydraten und Fetten. Über das Gallensystem und die Gallenblase fließt die von der Leber produzierte Galle auch in den Dünndarm, täglich etwa 0,7 Liter, mit wichtigen Enzymen vor allem für die Fettverdauung. In diesem Teil des Darms werden die Nahrungsbestandteile unter Einwirkung der Enzyme weiter zerkleinert und schließlich ins Blut aufgenommen. Dafür gibt es etwa zwei Meter Dünndarm. Daran schließen sich dann noch etwa 1,3 Meter Dickdarm an. Dieser dient als Speicher für den Darminhalt und hat die Aufgabe, Wasser und Elektrolyte zu resorbieren, also in den Blutkreislauf zurückzuholen. Schließlich verlässt der Stuhl unseren Körper über den Darmausgang. Durch das Blut gelangen die kleinsten Bausteine aus der Nahrung, wie Glukose (Traubenzucker), Cholesterin, Triglyceride, Aminosäuren (die Eiweißbausteine), fett- und wasserlösliche Vitamine und natürlich Sauerstoff, der aus der Atemluft stammt und benötigt wird, damit man aus der Nahrung Energie gewinnen kann, zu jeder einzelnen Zelle im Körper.

Die Bedeutung der Atmung für die Verdauung

So lässt sich auch gleich die Frage **„Wozu atmen wir?“** beantworten: Wir atmen, damit wir verdauen können. Indirekt gehört also auch die Lunge zum Verdauungsapparat.

Alle Nahrungsstoffe und der Sauerstoff werden dann über aktive und passive Transportmechanismen in die Zelle hineintransportiert und gelangen dort zu ihrem Ziel, den Zellkraftwerken, den Mitochondrien, die schließlich Zucker und Fette mit Hilfe von Sauerstoff verbrennen, sodass Energie entsteht. Gleichzeitig entstehen auch Kohlendioxid und Wasser, wobei Kohlendioxid wieder über das Blut zur Lunge zurücktransportiert und schließlich abgeatmet wird.

Das alles zusammen ist die Verdauung: die gesamte Verarbeitung des Gegessenen und dessen Aufspaltung in die Einzelteile sowie die Verwaltung und Verteilung der Einzelteile im ganzen Körper. Ein moderner westlicher Begriff ist das Wort **Stoffwechsel**, welcher ausdrückt, dass Stoffe, die wir dem Körper über Nahrung, Trinken und Atmung zuführen, und jene, die bereits im Körper vorhanden sind, je nach Bedarf des Körpers umgebaut, in den Körper eingebaut oder einfach zu Energie verbrannt werden. In der Chinesischen Medizin sagt man dann auch noch, dass das **Gehirn** in seiner Funktion ebenfalls zum Verdauungsapparat gehört. Man muss all das, was einem im Leben passiert, auch erst einmal verdauen können. Denkstörungen und unverdaute Ereignisse im Leben sowie Emotionen müssen vom Verdauungsapparat ebenso verarbeitet werden wie unsere Nahrung, so die TCM.

Wenn wir das so betrachten, sind wir ein **wandelnder Verdauungsapparat**. Diesen gesamten Verdauungsapparat nennt man in der Chinesischen Medizin **Pi**, also **Milz**. Das ist oft auch der Ausgangspunkt von vielen Missverständnissen oder Abwertungen durch westliche Ärzte, die sagen, dass eine Medizin, die glaubt, dass die Milz der Verdauungsapparat ist, ja wohl keine ernst zu nehmende Medizin sein kann …

Falsch! Wir verwenden das Wort Pi, ins Deutsche übersetzt Milz, einfach als abstrakten Sammelbegriff für den ganzen Verdauungsapparat. Blöderweise haben wir auch das Organ Milz in uns, aber dieses hat mit dem Begriff „Milz“ in der TCM nichts zu tun! Ich stelle mir das so vor: Die Chinesen haben vor zweitausend Jahren auch Leichen untersucht und dabei ein großes, blutgefülltes Organ im linken Oberbauch entdeckt: die Milz. Da sie so blutgefüllt war, war es naheliegend zu glauben, dass dies das Organ für die Produktion von Blut und Qi ist. Heute weiß man es auch in China besser, aber der Begriff „Milz“ für den Verdauungsapparat ist geblieben.

Die Milz ist eines der fünf Vollorgane, die es in der Chinesischen Medizin im Körper gibt. Dabei wird die Milz traditionel-

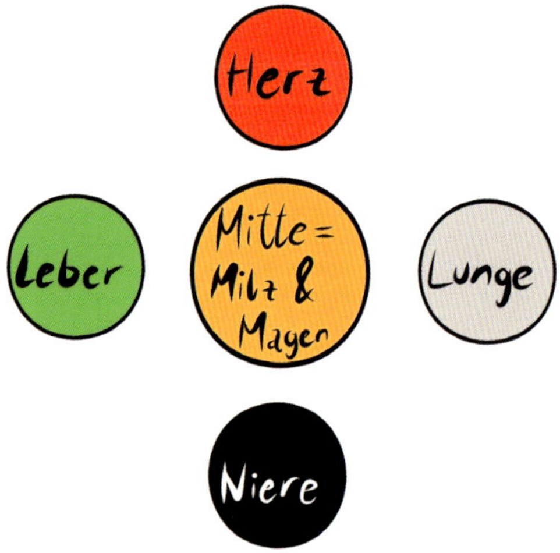

lerweise in der Darstellung von den vier anderen Vollorganen Lunge, Niere, Leber und Herz umgeben.

Jedem der Vollorgane ist ein Hohlorgan zugeordnet. Das Hohlorgan der Milz ist der Magen. Der Magen ist das Yang- oder Hohlorgan des Yin- oder Vollorgans Milz. Zusammen bilden sie unsere **Mitte**, oder, wie Li Dong Yuan so schön sagt, unseren **Mitte-Palast**.

Die Bedeutung der Mitte

Ist unsere Mitte in Harmonie, geht es unserem Körper und unserem Geist gut. Harmonie bedeutet, dass Energie (Yang) und Substanz (Yin) im Gleichgewicht sind.

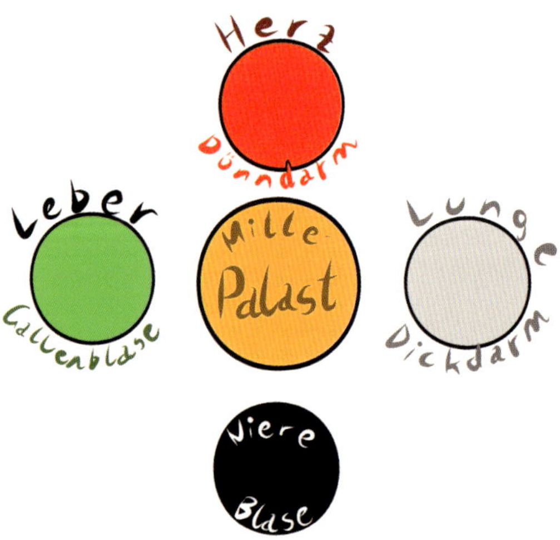

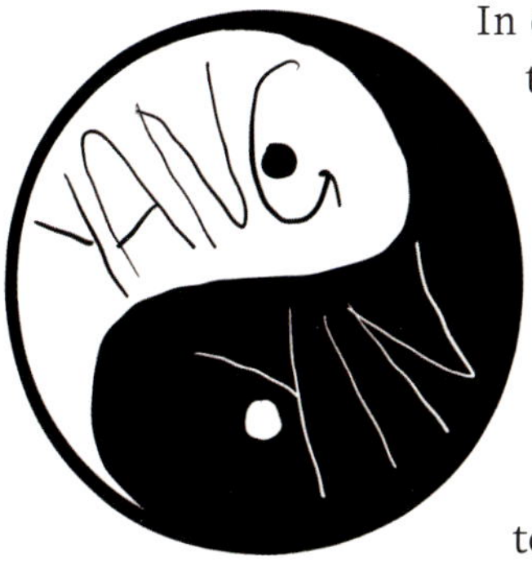

In der Chinesischen Medizin ist die Milz das zentrale Organ unseres Körpers. Wie bereits erwähnt, ist die chinesische Milz nicht gleichbedeutend mit unserem westlichen Verständnis von Milz, sondern bezieht sich auf den gesamten Verdauungsapparat. Ohne Milz geht gar nichts. Alles, was wir mit der Verdauung in Verbindung bringen, macht entweder die Milz oder der Magen. Milz und Magen arbeiten eng zusammen. Alles, was wir mit Kraft und Ausdauer in Verbindung bringen, geht auf die Milz zurück. Die Hauptfunktion der Milz ist es, den Speisebrei vom Magen zu übernehmen und ihn bis zum Ausgang, dem Anus, weiterzuleiten. Auf diesem Weg hat sie genug Zeit, sich alles Brauchbare zu nehmen und das Unbrauchbare im Darmrohrlumen zu belassen. Die Milz regiert den Transport von Nährstoffen und Flüssigkeiten. Sie transformiert den Speisebrei und nimmt die Nährstoffe auf, nimmt noch die Atemluft der Lunge dazu und macht daraus die Vitalenergie **Qi** (chinesisch 气). Diese ist die Basis für die Bildung von Blut (chinesisch **Xue** oder 血; denken Sie beim Sprechen an das Wort „Schuhe“, sagen Sie aber „Schüe“).

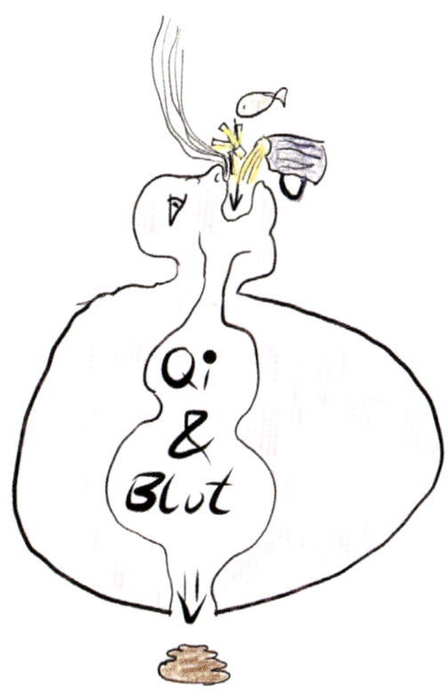

Qi

Qi, notdürftig als Vital- oder Lebensenergie bezeichnet, besteht sowohl aus einem materiellen als auch aus einem energetisch aktiven Teil, was man gut am alten chinesischen Zeichen für Qi (氣) erkennen kann: Das „Kreuz mit Zwischenstreben“ (vergleichbar mit einem Zifferblatt) unten symbolisiert die Reisähre (mi 米), die „Wellen“ oben (气) symbolisieren den dampfenden Kessel (den immateriellen energetischen Teil). Dieses obere Symbol ist gleichzeitig die moderne, vereinfachte Schreibweise für Qi. Leider erkennt man im neuen Symbol nicht mehr den materiellen Aspekt von Qi. Beide Zeichenteile zusammen bilden „Qi“, Materie und Energie in Harmonie. Das alte Schriftzeichen zeigt, dass Qi durch Verkochen der Nahrung entsteht, viel beweglicher und luftiger ist als Jing, aber noch immer eine materielle Basis hat. Ohne Nahrung kann man nicht kochen, ohne Kochen entsteht kein Dampf. Je nachdem, welcher Aspekt im Körper überwiegt, gibt es noch die Bezeichnung des Yang-Qi (mehr Energie als Materie) und Yin-Qi (mehr Materie als Energie).

Blut

Blut hat in der Chinesischen Medizin eine andere Bedeutung als in der westlichen Medizin. Chinesisch ist Blut eine Form von Qi, welche aber viel materieller ist. In der Chinesischen Medizin geht es immer um das Gleichgewicht zwischen **Yin**, der Substanz, und **Yang**, der Energie. So kann man sich Blut als das „fließende Yin" vorstellen und Qi als das „fließende Yang". Zwei klassische Aussprüche der Chinesischen Medizin besagen: „Blut ist die Mutter von Qi." Damit ist gemeint, dass Blut die materielle Basis von Qi ist. „Qi hat das Kommando über Blut". Das bedeutet, dass Qi Blut bewegt. Blut ohne Qi ist totes Blut, wie das Blut in einer Leiche oder in einer Blutwurst. Nur durch Qi wird es zum Leben erweckt, so wie Qi jede Materie zum Leben erwecken kann. Wir können uns Blut als ein Pferd und Qi als den Jockey vorstellen. Der Jockey Qi treibt das Pferd Blut an. Eines braucht das andere, um das Rennen (des Lebens) zu gewinnen …

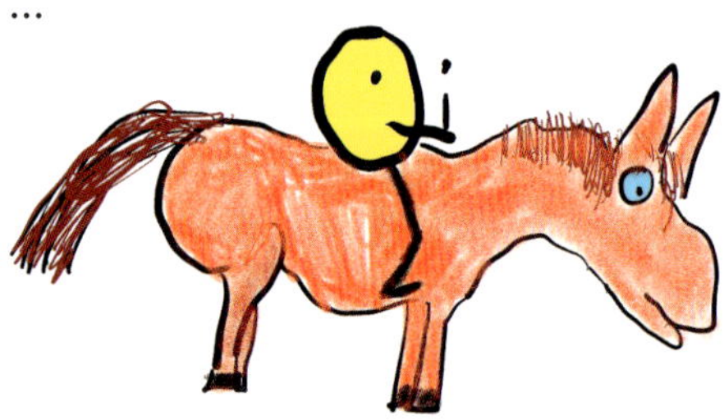

Hier nochmals vereinfacht: Wir essen und wir atmen und die Milz macht daraus Qi und Blut. **Qi** ist die Basis aller Energie im Körper. Jede einzelne Zelle im Körper braucht Energie, um zu funktionieren. Alles, was sich im Körper bewegt, ist Qi. Emotionen und Gefühle, sind Qi, Gedanken sind Qi. Das Herz braucht Qi, um das Blut durch den Körper zu pumpen, die Lunge braucht Qi, um zu atmen, die Niere braucht Qi, um ausscheiden zu können sowie um die Reserven des Körpers zu füllen und die Mitte selbst braucht Qi, um Geistiges und Körperliches verdauen zu können. **Blut** als flüssige Substanz des Körpers hat die Aufgabe, alle Zellen zu ernähren, indem es das Qi zu ihnen bringt, den Körper zu kühlen und thermisch zu stabilisieren (wenn Sie zum Beispiel bei 100 Grad Celsius in der Sauna sitzen, verhindert das Blut, dass Ihre Muskeln, Ihre Organe und Ihre Knochen auch 100 Grad Celsius abbekommen) und emotional auszugleichen. Ohne genügend Blut schwirrt das Qi ungebremst im Körper herum. Das erlebt man im Körper und im Geist als Unruhe, Kribbeln, Jucken, Anspannung und Rastlosigkeit. Hier zeigt wieder ein Grundprinzip der Chinesischen Medizin: Qi und Blut müssen sich die Waage halten, so wie Yang und Yin sich die Waage halten.

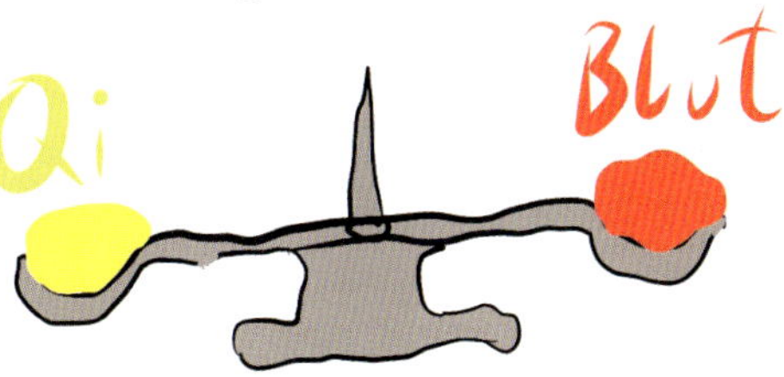

Erinnern Sie sich an unser Bild eines Motors. Er funktioniert nur, wenn alle Teile zusammengebaut sind (als Bild für die westliche Trennung von Körper, Geist und Seele) und seine Leistung, sein Yang, muss dann zu seiner Bauform, seinem Yin, passen. Der Motor, in ein Auto eingebaut, wird nur so viel Bewegung, also Qi, schaffen, wie der Motor, das Yin, hergibt. Dabei ist vor allem die Kühlung des Motors – beim Menschen das Blut – wichtig. Wenn Sie einen normalen Golf-Motor mit 20.000 Umdrehungen fahren wollen, wird das innerhalb kürzester Zeit zur Überhitzung und Zerstörung des Motors führen.

Wenn die Milz kräftig und gesund ist, sind viel Qi und Blut vorhanden, und alle Organe im Körper fühlen sich wohl. Die Milz kümmert sich dann gut um die **Lunge**, wodurch diese genug Kraft hat, all ihre Aufgaben zu erfüllen: die Atmung, die Haut(-atmung), das Immunsystem, sodass sich der Geist der Lunge, „Po“, wohlfühlt.

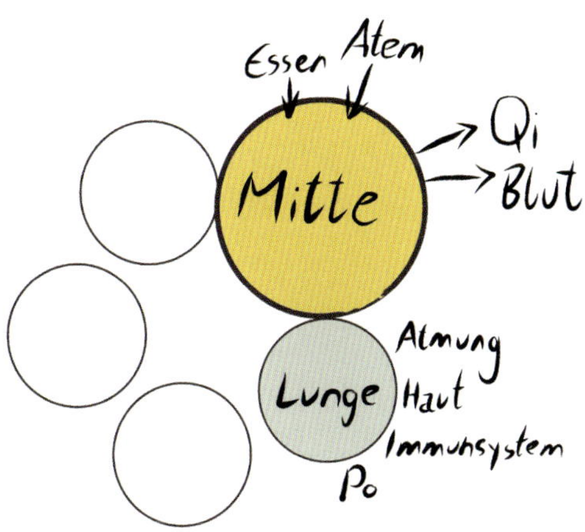

Produziert die Milz ausreichend Qi und Blut, kann sie den Überschuss als eiserne Reserve in der **Niere** ablegen, denn die chinesische Niere ist dafür zuständig, unsere Reserven zu speichern. Yin ist „Blut in Speicherform", Yang ist „Qi in Speicherform". Der Ort der Speicherung sind die Knochen, aber auch alle Organe mit ihrer Substanz Yin. Dann ist auch der Geist der Niere, Zhi, zufrieden.

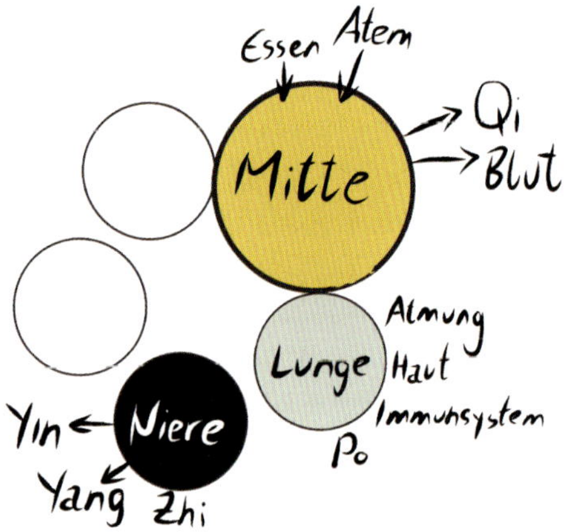

Produziert die Milz ausreichend Qi und Blut, geht es auch der **Leber** gut, da diese dafür Sorge trägt, dass alles im Körper gut fließt. In der Chinesischen Medizin sagt man: Die Leber sorgt für den **glatten Fluss aller Dinge**, und dieser ist die Voraussetzung für unsere **Gesundheit**. Außerdem verwaltet die Leber das Blut. Viel Blut im Körper bedeutet, dass der Geist der Leber, Hun, entspannt bleibt.

Am meisten freut sich das **Herz** über das viele Qi und Blut. Viel Qi bedeutet viel Blut und davon braucht das Herz reichlich, um alle Organe im Körper gut versorgen zu können sowie um als Shen, als Geist des Herzens, zu strahlen.

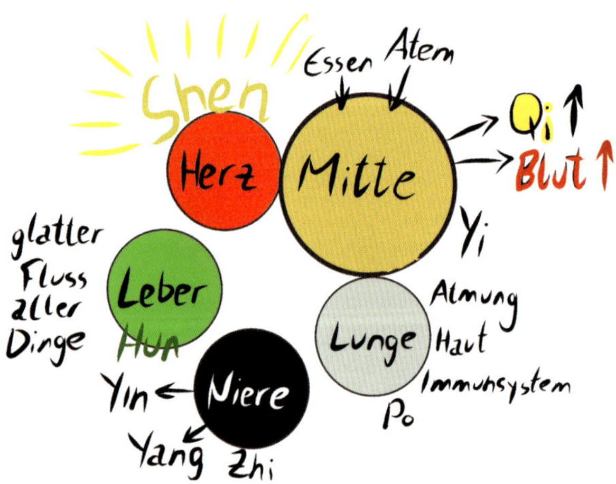

Viel Qi und Blut sind nämlich notwendig, damit es auch der **Mitte**, also Milz und Magen, gut geht, damit sie ausreichend

Energie zur Verfügung hat und die Verdauungsenzyme gut arbeiten können, um den Flüssigkeitshaushalt (zusammen mit Lunge und Niere) im Körper zu regulieren sowie um Blockaden im Körper, die dann gefährlich werden können, zu vermeiden. Wenn genügend Qi vorhanden ist, geht es auch dem Geist der Milz, Yi, gut und er verarbeitet alle Gedanken und Gefühle.

Die sechs Stagnationen

Viel Qi bedeutet, dass **alles** im Körper **gut fließt**. Die Chinesische Medizin sagt: Qi bewegt Blut, Flüssigkeiten, Nahrung, Schleim und Hitze. Jede der sechs (inklusive Qi!) kann steckenbleiben, stagnieren, wodurch Erkrankungen entstehen. Dies sind die sechs Stagnationen („Blockaden"), die **Liu Yu**. Die Grundvoraussetzung, damit keine Blockade entsteht, heißt: ausreichend Qi und eine starke Mitte!

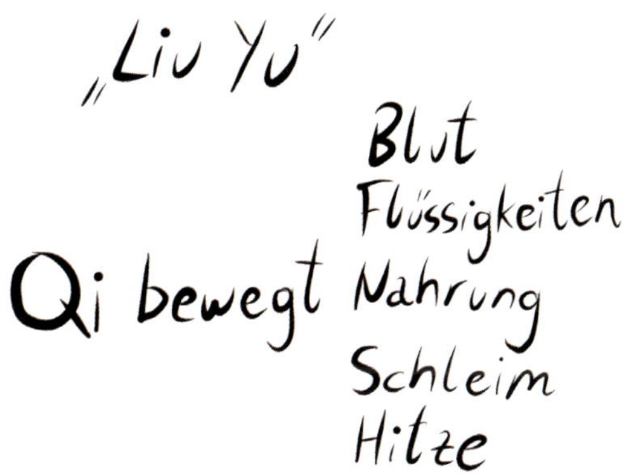

Das ist der Zustand, den Li Dong Yuan gemeint hat: Wenn die Mitte kräftig ist, geht es dem ganzen Körper gut. Bei einem Angreifer von außen haben die pathogenen Faktoren, Liu Yin, dann keine Chance einzudringen und Schabernack zu treiben. „Gut gehen" bedeutet, dass es sowohl dem Körper als auch dem Geist gut geht. Wie Sie oben bereits bemerkt haben, sitzt in jedem Organ des Körpers ein Geist und dieser fühlt sich pudelwohl, wenn das jeweilige Organ gut mit Blut und Qi gefüllt ist. Insofern denkt die Chinesische Medizin **somato-psychisch:**

Geht es dem Organ, dem Körper, gut,
dann geht es auch dem Geist gut.

Traditionellerweise hat man in China immer versucht, eine psychische Krankheit zu verbergen. Diese galt als Zeichen von Schwäche, weshalb es gesellschaftlich verpönt war, psychisch krank zu sein. Auch heute noch behandeln in China „Ärzte für Innere Medizin" psychische und psychiatrische Erkrankungen.

Auch der Umgang mit Emotionen ist in China seit jeher gesellschaftlich stark reguliert. Seit Konfuzius, also etwa um 500 vor Christus, ist es in China üblich, die eigene emotionale Wäsche nicht in aller Öffentlichkeit zu waschen. In seinem Buch **Zhongyong**, dem „Buch von Maß und Mitte", schreibt er: „Werden Gefühle wie Angst, Wut, Sorge oder Freude nicht gezeigt, nennt man das das Maß (die Mitte). Werden diese Gefühle gezeigt, aber nur mäßig, nennt man das die Harmonie. Das Maß ist die große Wurzel von allem unter dem Himmel, während Harmonie der Weg der Offenbarung unter dem Himmel ist." 2500 Jahre später schreibt der amerikanisch-chinesische Psychiater Wen-Shing Tseng: „Für Chinesen ist es eine Tugend, Wut nicht äußerlich zu zeigen. Bricht ein Chinese mit dieser kulturellen Tradition, mündet das oft in Schuldgefühle. Im konservativen China wird man dazu ermutigt, sich an Situationen anzupassen, statt diese zu verändern oder entsprechend der eigenen Bedürfnisse zu handeln. Der Einzelne hat meist nur die Möglichkeit, sich zu fügen und Sorgen und Gedanken mit sich selbst auszumachen." Über viele Jahrhunderte wurden psychische und psychiatrische Krankheiten stigmatisiert. Nichtsdestotrotz ist es im Sinne der TCM sehr wichtig, Gefühle zu leben, zu akzeptieren und nicht zu unterdrücken. So geht man in China auch heute noch zu einem „Arzt für Innere Medizin", um nicht nur seinen Körper, sondern auch die kranke Seele behandeln zu lassen. Körper und Psyche oder Seele werden in der Chinesischen Medizin als eins betrachtet und auch so behandelt.

Die sieben Emotionen

Li Dong Yuan hat das Umdenken in der TCM vorangetrieben, die Ursache von Krankheiten nicht nur im Außen, sondern auch im Innen zu suchen.

Hier sind insbesondere die **sieben Emotionen** zu nennen: Freude, Sorge, Trauer, Melancholie, Angst, Schreck, Wut. Diese sind den einzelnen Elementen, den einzelnen Organen und auch Geistern zugeordnet: Freude gehört zum Element Feuer mit dem Organ Herz und dem Geist Shen, Sorge zum Element Erde mit dem Organ Milz und dem Geist Yi, Trauer und Melancholie zum Element Metall mit dem Organ Lunge und dem Geist Po, Angst und Schreck zum Element Wasser mit dem Organ Niere und dem Geist Zhi sowie Wut zum Element Holz mit dem Organ Leber und dem Geist Hun.

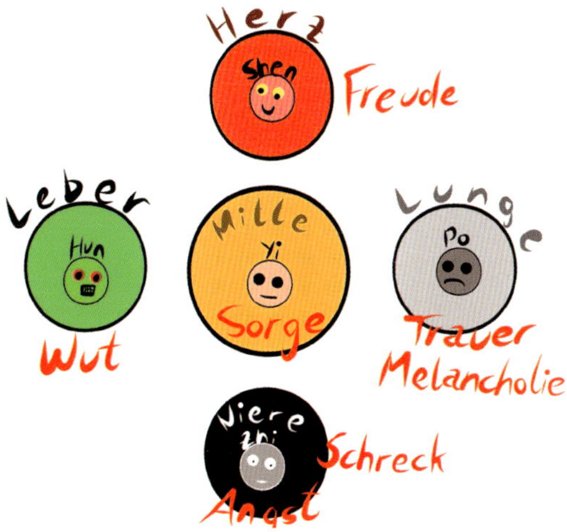

Im klinischen Alltag fällt es auf, dass Emotionen nicht isoliert und alleine auftreten. Jemand, der Sorgen hat, hat auch meist Ängste. Ein melancholischer, trauriger Mensch ist oft auch (unbewusst) zornig, um mit seiner Trauer umgehen zu können. Nach außen hin bemerkt man dann oft eher die Wut und den Zorn. Oder hinter dem Zorn schlummert noch die Angst, zum Beispiel, seine Liebsten zu verlieren …

Auch die äußeren pathogenen Faktoren, also Wind, Kälte, Feuchtigkeit, Trockenheit, Hitze und Sommerhitze, können zu inneren Erkrankungen führen. Doch sie müssen erst mühsam über die verschiedenen Schichten des Körpers nach innen gelangen. Dabei werden Qi und Blut verbraucht, um die Angreifer aufzuhalten, und das verursacht dann die innere Erkrankung oder die psychische Störung. Die Emotionen können hingegen direkt einen Schaden im Inneren und in der Psyche anrichten. Dabei darf man nicht vergessen, dass **Gefühle lebensnotwendig** sind: Sie bewegen das Qi und halten uns dadurch gesund. Sie sind Wegweiser für uns auf dieser Welt, um die richtigen Entscheidungen zu treffen und den richtigen Weg im Leben einzuschlagen. Krank machend werden sie erst, wenn sie **ganz plötzlich, im Übermaß, viel zu wenig** oder **langanhaltend** auftreten.

Nochmals zusammenfassend: Wenn es der Mitte gut geht, geht es Körper, Geist und Seele gut.

Was passiert jedoch, wenn es der Mitte nicht gut geht, wenn der Verdauungsapparat nicht mehr gut arbeitet, die Nahrung nicht vollständig verwertet wird, sich der Körper nicht mehr alles Gesunde und Lebensnotwendige aus Essen und Trinken nehmen kann? Dann bildet die Milz weniger Qi und der ganze Körper, jede einzelne Zelle, schafft es nicht mehr, seinen Aufgaben und seinen Funktionen nachzukommen. In der Chinesischen Medizin sprechen wir dann von **Qi-Mangel**. Ich nenne das eine **müde Mitte**. Dann tritt genau die Schwäche auf, von der Li Dong Yuan gesprochen hat: Auf einmal können Angreifer von außen in den Körper eindringen. Das ist dann die Kälte vom kalten Wetter draußen, der Wind im windigen Herbst oder der ständige Zug in einem Haus, die Hitze bei einem Sonnenbad im Sommer, die Feuchtigkeit, wenn man in einer feuchten Wohnung lebt oder die Trockenheit, weil die Klimaanlage in der Arbeit so stark trocknet. Modern gedacht ist der Qi-Mangel in diesem Fall gleichbedeutend mit einem **schwachen Immunsystem**, wodurch auf einmal die modernen Angreifer, also Bakterien, Viren und auch Pilze, in den Körper eindringen und ihn weiter schwächen. Der Qi-Mangel wirkt sich in der Folge auf alle Organe im Körper aus:

- Die **Lunge** wird schwächer, die Atmung schlechter, das Immunsystem lässt Angreifer ungehemmt eindringen, es entstehen Hautprobleme und die Emotionen Trauer und Melancholie nehmen überhand.
- Die **Niere** wird schwächer und legt keine Reserven mehr an. Das kann eine Zeit lang gut gehen, bis die Reserven, also Yin und Yang, gebraucht werden. Diese Reserven sind dann aber vielleicht nicht mehr ausreichend vorhanden. Auch die Emotion Angst wird auf einmal dominant.
- Die **Leber** wird schwächer und damit hält der Körper auf einmal gar keinen Stress mehr aus, dann kommen noch Augenbeschwerden, Verspannungen und alle möglichen Stresssymptome dazu. Gefühle von Wut und Zorn mehren sich.

- Das **Herz** wird schwächer, was auf der organischen Ebene Herz-Kreislauf-Probleme verursachen kann. Vor allem jedoch verschwinden die Freude und das Glücklichsein aus dem Körper.

- Der Qi-Mangel schwächt auch die **Mitte** selbst. Zu den Verdauungs- und Bauchprobleme gesellt sich auch noch die Sorge.

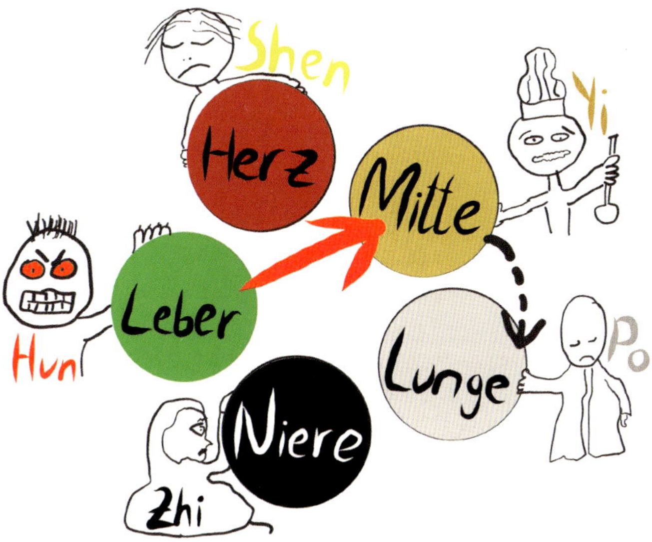

Neben all dem, was im Körper nun auftritt plus all dem, was die Gefühle ins Chaos stürzt, kommt vor allem ein Symptom des Qi-Mangels dazu: die **Müdigkeit**.

Ohne Qi und eine kräftige Mitte geht gar nichts im Körper.

Nehmen Sie Müdigkeit zusammen mit den verschiedensten körperlichen Beschwerden und einem Chaos an Gefühlen und Sie erhalten jede psychische oder psychosomatische Störung unserer westlichen Welt!

Qi-Mangel ist ein Problem, wenn die Mitte schwach wird. Doch was passiert mit all der Nahrung, die in den Körper kommt, wenn die Mitte zu müde ist, diese zu zerlegen und daraus Qi und in der Folge Blut zu produzieren?

Feuchtigkeit und Schleim

Denken wir nochmals an die „Angreifer von außen“, die äußeren pathogenen Faktoren (Liu Yin): Wind, Kälte, Feuchtigkeit, Trockenheit, Hitze und Sommerhitze. Von Li Dong Yuan wissen wir nun schon, dass im Körper bereits eine Schwäche vorhanden sein muss, damit diese überhaupt eindringen können.

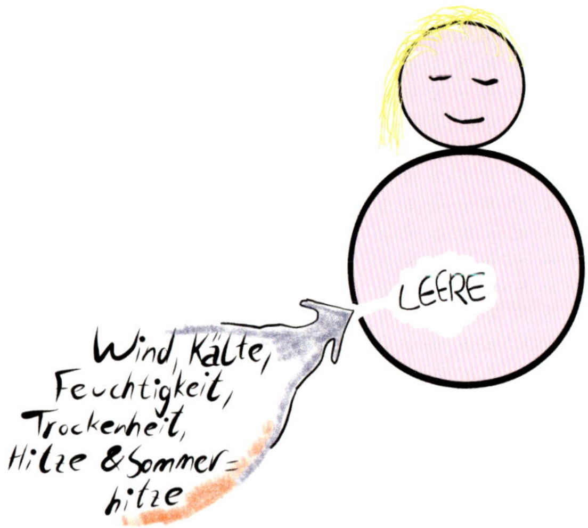

Diese Schwäche hat fast immer mit der Mitte, also dem Verdauungsapparat zu tun.

Zum Beispiel tritt Kälte ein und wir bekommen eine Verkühlung mit den Symptomen verstopfte Nase, benebelter Kopf, Müdigkeit, Antriebslosigkeit und schlechte Laune.

Chinesisch gesprochen handelt es sich um eine Art „akute müde Milz“ mit einer „akuten kleinen Depression“ (vor allem bei Männern). Die Kälte legt dabei den Verdauungsapparat lahm, sodass dieser weniger Qi produziert und man müde und antriebslos wird. Da die Mitte ihrer Aufgabe dann nicht mehr nachkommt, Nahrung und Flüssigkeiten so zu verarbeiten, dass sie der Körper zum weiteren Gebrauch verwenden kann, bleiben sie quasi als **Schlacken** im Körper liegen. Die Flüssigkeiten dicken sich mit Unverdautem ein und es entsteht **Feuchtigkeit**. Wird diese weiter eingedickt, entsteht **Schleim**. Dabei ist Hitze der Hauptfaktor, um Feuchtigkeit zu Schleim einzudicken.

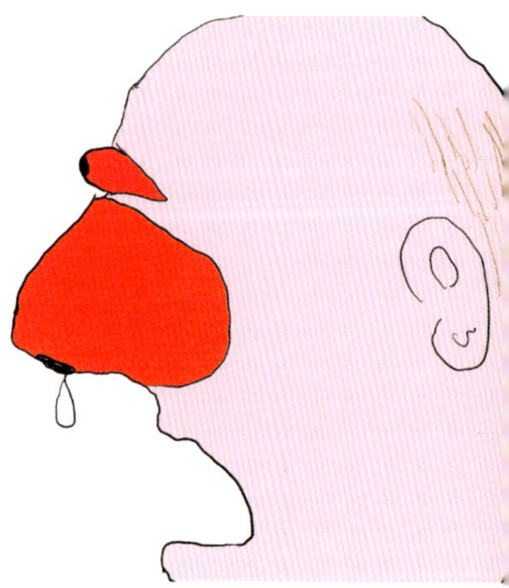

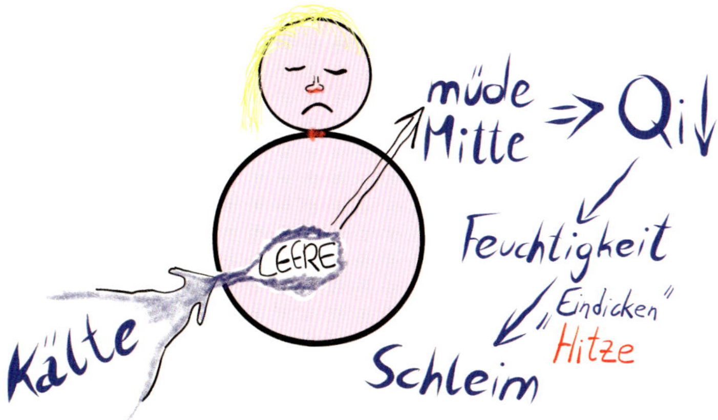

Genau das erleben Sie bei einer einfachen Verkühlung: Die volle Nase steht für die Feuchtigkeit, und mit der Zeit kommt dann ein zäher Schleim in Nase und Rachen dazu. Chinesisch gedacht ist der grippale Infekt daher nichts anderes als eine Verdauungsstörung, die durch Kälte von außen ausgelöst worden ist. Bei einem gesunden Immunsystem geht das alles bald wieder weg, Sie können wieder normal verdauen und Schleim und Feuchtigkeit verschwinden. Die **Haupttherapie der einfachen Verkühlung** funktioniert chinesisch wie folgt: Nichts essen, gut warm trinken, dadurch die Mitte entlasten, sodass diese ihr letztes Qi für das benötigte Abwehr-Qi mobilisieren kann und es so schafft, die Kälte zu vertreiben.

Ich möchte die verwendeten Begriffe kurz erklären: „Feuchtigkeit" wurde leider unglücklich aus dem Chinesischen über den Umweg des Englischen ins Deutsche übersetzt, da Feuchtigkeit im Deutschen etwas „Gutes" ist, nämlich die Befeuchtung der Haut, die notwendig ist, damit diese nicht austrocknet, wie wir es zum Beispiel auf den Verpackungen von „Feuchtigkeitscremes" lesen. In der Chinesischen Medizin verwenden wir den Begriff „Feuchtigkeit" als „flüssige Vorstufe zu Schleim", wo-

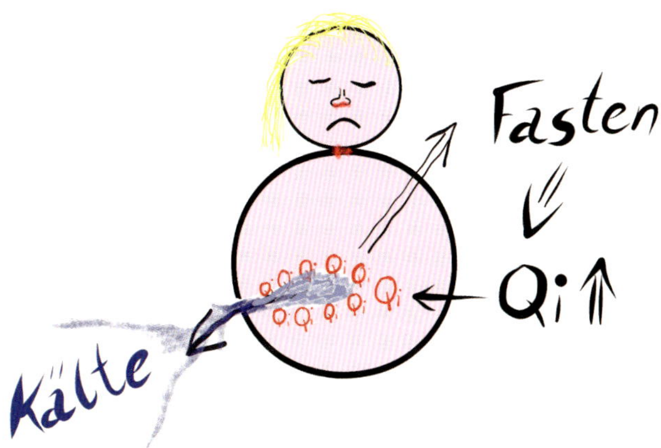

bei hier mit „Schleim“ die verfestigte Form von Schlacke gemeint ist. Vielleicht hilft Ihnen folgendes Bild: Die Mitte stellt wunderbar klare Flüssigkeiten für den Körper her, ähnlich wie die Reinheit von Quellwasser. Ist der Körper mit diesem klaren Quellwasser versorgt, herrscht Klarheit in Körper und Geist, die „Maschine Mensch“ schnurrt zufrieden vor sich hin. Wenn die Mitte erschöpft ist, weil ihr zum Beispiel beim Kochen ein voller Kübel mit „Abfall“ in das klare Quellwasser fällt, dann werden die klaren Flüssigkeiten laut TCM trübe. Der Kübel muss auch gar nicht so voll scin, schon ein bisschen in das klare Wasser geworfener „Dreck“ verunreinigt das gesamte Wasser. Feuchtigkeit bedeutet hier also so viel wie „verunreinigtes Quellwasser“. Das erinnert mich an ein Pfadfinderlager, auf

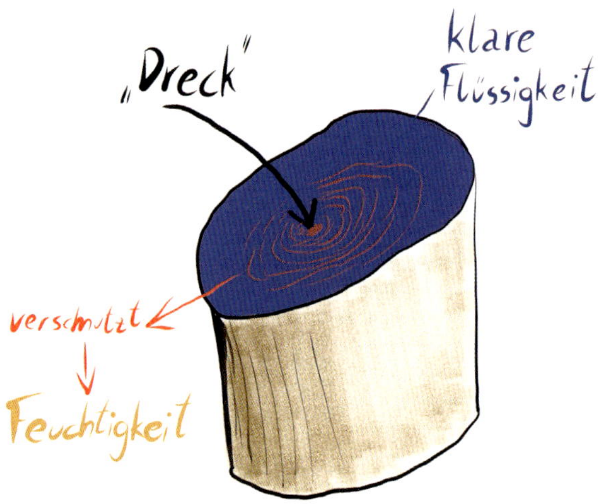

dem ich im Alter von 13 Jahren war. Wir haben das klare Wasser von der Quelle getrunken, doch nach ein paar Tagen gelangte ein wenig Abwasser darüber in den Bach und wir alle bekamen Erbrechen und Durchfall, sodass uns unsere Eltern abholen mussten und das Lager vorzeitig abgebrochen wurde.

Schleim bedeutet dann, wenn man sozusagen noch ein Feuer unter der verunreinigten Flüssigkeit anzündet und die Verunreinigung eindickt.

Qi-Mangel macht müde, antriebslos und erschöpft, sowohl körperlich als auch geistig.

Feuchtigkeit führt zu einem benebelten Geist, geistiger und körperlicher Trägheit, Schwere in Beinen und Gedanken sowie zu einer gefühlten und tatsächlichen Aufgedunsenheit im Körper.

Schleim fixiert die ganze Problematik, und zwar körperlich und geistig.

Je eingedickter die Feuchtigkeit wird, desto schwieriger wird es, sie wieder loszuwerden. Am Anfang würde wohl ein einfacher Filter genügen, um das Quellwasser wieder zu klären. Sind aber einmal Verhärtungen und Ablagerungen vorhanden, muss man diese abkratzen, abschaben, wegputzen und polieren, und das ist ein viel größerer Aufwand. Schleim führt zu Blockaden, „Stagnationen“, und alles, was den glatten Fluss im Körper behindert, muss weggeräumt werden, damit man wieder gesund wird. Dabei sind drei Zustände besonders blockierend im Körper: Schmerz, Schleim, Blut-Stagnation. Vielleicht merken Sie sich einfach meinen Ausspruch:

Hast du Schmerz, Schleim oder Blut-Stagnation, behandle das und vergiss den Rest.

Wer Schmerzen hat, dem nehme man zunächst einmal den Schmerz, bevor man etwas anderes macht. Wer Schleim hat, dem putze man einmal den Körper so richtig gut durch, damit wieder alles gut fließen kann. Bei der Blut-Stagnation ist der normale Blutfluss behindert, so wie bei einem blauen Fleck: Durch ein Trauma ist Blut aus den kleinen Blutgefäßen ausgeronnen, dieses gerinnt und muss abgebaut werden. Der Stoffwechsel wird in diesem Bereich erst wieder dann normal funktionieren, wenn der blaue Fleck verschwunden ist. Schleim können Sie sich auch als eine klebrige Substanz im Körper vorstellen, an der Verschiedenstes kleben bleibt, eben auch Blut. So entsteht ebenfalls eine Blut-Stagnation, eine Blockade von Blut.

Schleim ist die Summe aller Stoffwechselabfallprodukte, die im Körper liegen bleiben und dauerhaft zu Veränderungen führen. Damit Sie das volle Ausmaß dieser Veränderungen verstehen können, muss ich ein bisschen weiter ausholen …

DIE MITTE, DER SCHLEIM UND DAS LANGE LEBEN

Magen und Milz

Wie Sie bereits wissen, meinen wir mit **Mitte** in der Chinesischen Medizin **Magen und Milz**. Der Magen ist jenes Organ, welches den Speisebrei so weit zerlegt, dass die Verdauungsenzyme anschließend im Dünndarm wirksam werden können. Der Magen nutzt dazu **Salzsäure** (die Magensäure), um vor allem Eiweiße und alle großen Brocken zu zerlegen und alles, was dem Körper in der Nahrung gefährlich werden könnte, wie Würmer, Bakterien und Pilze, zu vernichten. Diese Säure ist so stark wie jene in einer Autobatterie. Ihr gesamtes Essen und Trinken muss durch dieses Säurebad. Zusätzlich verfügt der Magen über Pepsine, eine Reihe von Verdauungsenzymen, mithilfe derer er bereits mit der Eiweißverdauung beginnt. Funktioniert der Magen gut, geht alles zügig voran und eine durchschnittliche Mahlzeit verlässt den Magen nach einer Stunde wieder. Funktioniert der Magen nicht gut, weil er zum Beispiel erschöpft ist oder Sie viel zu große Brocken schlucken und den Magen dadurch überfordern, ist der Magenspeisebrei unfertig und darf nicht zum Dünndarm weiter. Dadurch staut es sich im Magen zurück und Säure und Mageninhalt wollen den Körper lieber wieder nach oben verlassen, also über Speiseröhre und Mund. **Sodbrennen** ist das typische Symptom des Magens, wenn dieser mit seiner Arbeit nicht fertig wird. Das hat meist gar nichts damit zu tun, dass man tatsächlich „zu viel Säure" hat, wie man landläufig sagt, sondern es geht dann einfach nichts mehr weiter im Magen.

Wenn der Magen nicht funktioniert, verschleimt das den Körper. Dies erkennt man meist an einem dicken Zungenbelag auf der Zunge, in diesem Fall genau in der Mitte der Zunge, die chinesisch dem Magenareal entspricht.

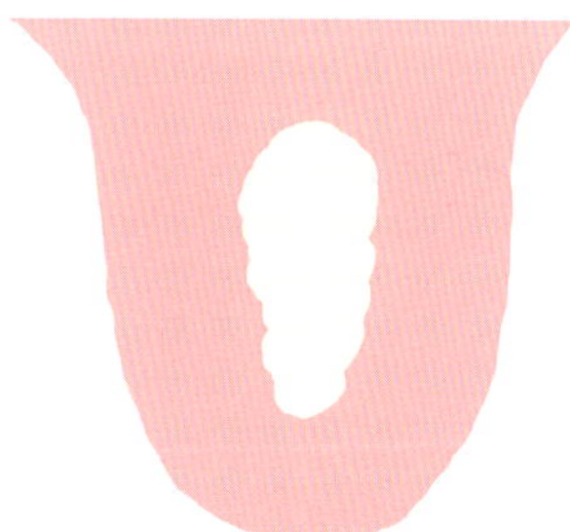

Wenn der Magen also gut arbeitet, geht der vorbereitete Speisebrei in den Dünndarm weiter, wo all die Verdauungsenzyme aus Leber und Bauchspeicheldrüse dazukommen.

Hier findet die Hauptarbeit der Verdauung statt. **Die chinesische Milz wird somit**

hauptsächlich mit der Verdauungsfunktion von Bauchspeicheldrüse und Leber gleichgesetzt.

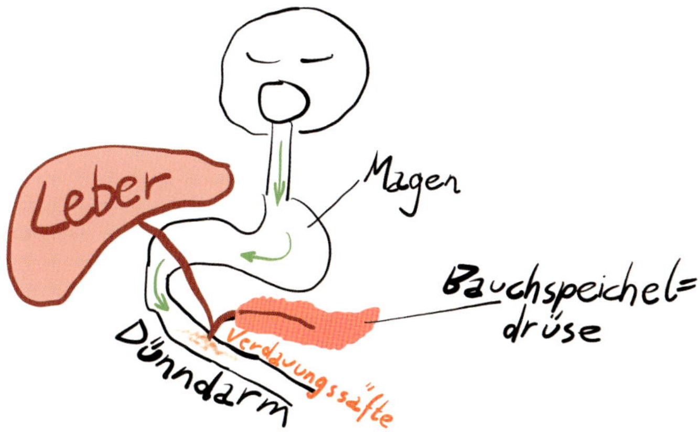

Die Bedeutung von Bauchspeicheldrüse und Leber aus westlicher Sicht

Das wichtigste Enzym für die Kohlenhydratverdauung ist die **Alpha-Amylase.** Diese wird von der Bauchspeicheldrüse produziert und in das Lumen des Dünndarms weitergeleitet. Dort zerlegt sie alle langkettigen Kohlenhydrate (Amylose, Amylopektin und Glykogen) in kleinere Teile, die Oligosaccharide, welche dann durch weitere Enzyme zu Einfachzuckern (Glukose, Fruktose und Galaktose) zerlegt werden. Diese gelangen über die Darmwand in den Blutkreislauf und dienen nun als Nahrung für alle Zellen im Körper. Den Hauptbestandteil dieser Nahrung macht **Glukose**, der Traubenzucker, aus. Mithilfe des Enzyms **Insulin** wird dieser aktiv in Muskel-, Fett- und Leberzellen transportiert. Dort wird Glukose entweder gleich verbrannt, um Energie herzustellen, oder in Form von Glykogen gespeichert, um zu einem späteren Zeitpunkt als Energiequelle genutzt werden zu können.

Sie merken schon, es spielen ganz viele Faktoren mit, damit Kohlenhydrate, welche unsere Hauptenergiequelle im Körper darstellen, vom Mund bis in jede Zelle gelangen. Das Maß für ein gutes Funktionieren des Kohlenhydratstoffwechsels und damit für den Energiestoffwechsel unseres Körpers ist der **Blutzuckerspiegel**. Dieser liegt beim nüchternen Menschen (also nach acht bis zehn Stunden ohne Nahrungsaufnahme) unter 100 Milligramm pro Deziliter (mg/dl). Ausschlaggebend für einen normalen Blutzuckerspiegel ist die Menge des Insulins, welches die Bauchspeicheldrüse, also in der TCM „unsere Milz", produziert, sowie auch, wie gut all die Körperzellen auf das Insulin reagieren. Beides hängt von mehreren Faktoren ab: Genetik, also die Veranlagung, ist einer dieser Faktoren, aber vor allem die Ernährung! Überlastet man die Bauchspeicheldrüse über längere Zeit mit zu vielen kurzkettigen Kohlenhydraten (wie Zucker und Weißmehl), wird der Blutzuckerspiegel schön langsam ansteigen und erhöht bleiben. Das ist auf Dauer alles andere als förderlich für die Gesundheit, weil der viele Zucker im Blut herumschwimmt und mit diesem in alle Gewebe und zu allen Zellen gelangt. Auf diese Weise „verklebt" er alles, was wir als **Glykation** oder **Glykierung** bezeichnen. Im Gegensatz dazu kommt es bei der Glykosylierung zur kontrollierten Verbindung mit Zucker durch Enzyme oder chemisch. Bei der Glykation reagieren Einfachzucker (Fruktose, Galaktose und Glukose) aber unkontrolliert mit verschiedenen Proteinen, Fetten oder Nukleinsäuren (diese finden sich in unserem Erbgut, der DNA).

Als Reaktionsprodukte entstehen sogenannte „fortgeschrittene Glykationsendprodukte", auf Englisch **Advanced Glycation Endproducts (AGE)**. Das bedeutet, dass alles im Körper dabei eine Art „Zuckerguss" bekommt. Das sieht nett aus auf der Torte, aber im Körper … ?

Auch das ist Schleim. Hier bleibt tatsächlich das Stoffwechselprodukt Zucker im Gewebe liegen und verklebt alles. Auch hier ist oft ein dicker Zungenbelag – meist auf der ganzen Zunge – erkennbar. Das wiederum ist verständlich, weil der ganze Körper davon betroffen ist und auch der Zustand des ganzen Körpers auf der Zunge abgebildet ist.

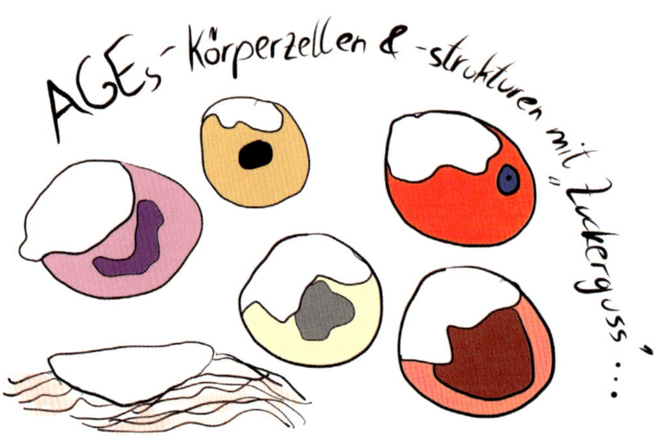

Glykation, also das „Verkleben“ aller Zellen durch Zucker, tritt bei dauerhaft erhöhtem Blutzuckerspiegel auf, also bei Diabetes mellitus Typ II (der sogenannten Zuckerkrankheit). Ein bekanntes AGE ist **HbA1c**: Das Hämoglobin, der rote Blutfarbstoff in den roten Blutkörperchen, reagiert mit Glukosemolekülen zu dem Glykohämoglobin HbA1c. Es wird in der Diabetes-Kontrolle als Langzeit-Zucker oder Blutzuckergedächtnis untersucht. Rote Blutkörperchen leben im Schnitt 60 bis 90 Tage. Der prozentuelle Anteil an „verzuckertem Hämoglobin“ im Blut gibt Auskunft darüber, wie hoch der Blutzucker in den letzten 60 bis 90 Tagen war. Bei einem schlanken Menschen mit einer normalen Insulinreaktion und normalen Ernährungsgewohnheiten beträgt der HbA1c-Wert etwa 4,0 bis 4,8 Prozent, das heißt, 4,0 bis 4,8 Prozent des Hämoglobins sind verzuckert.

4,0 bis 4,8 Prozent Glykation sind also normal.

Die Verzuckerung betrifft alle Moleküle, die mit dem Blutzucker in Berührung kommen. Wir nehmen das Hämoglobin ja nur als leicht bestimmbaren Repräsentanten für die Moleküle, die unter dem Zucker leiden. Mit 4,0 bis 4,8 Prozent Verzuckerung kann der Körper leben. Diabetes mellitus liegt laut der Deutschen Diabetes Gesellschaft (DDG) vor, wenn der HbA1c-Wert höher ist als 6,5 Prozent des Gesamt-Hämoglobins. Mittlerweile geht man dazu über, sich den HbA1c-Wert auch bei Nicht-Diabetikern genauer anzusehen. Bereits bei Werten um 5,0 bis 5,9 Prozent, was einem mittleren Blutzuckerspiegel von 100 bis 110 entspricht, lagert sich vermehrt Zucker in den Geweben ab, die der Körper nicht mehr ganz abbauen kann. Dadurch läuft das Immunsystem ständig auf Hochtouren und muss fortwährend gegen Entzündungen im Körper ankämpfen, um die Verzuckerungen wegzuräumen. Die AGEs schwächen unseren Körper, unsere Mitte, unsere Psyche und lassen uns frühzeitig sterben. Die AGE-Forschung geht noch weiter. Sie sagt, dass die Verzuckerung des Gewebes der Hauptgrund für den Alterungsprozess ist. Bei einem HbA1c-Wert unter 5 altern Sie im normalen Tempo. Wer gesund und jung bleiben möchte, sollte seinen HbA1c-Spiegel so niedrig wie möglich halten: Auf den Punkt gebracht: Viel Obst und Gemüse, wenig Zucker und Stärke!

Der Darm als Teil der Mitte

Ein entscheidender Teil unserer chinesischen Mitte ist auch das **Darmmikrobiom**, also die Summe all unserer Mikroorganismen (wie Bakterien, Hefe und Pilze) im Darm. Wir wissen heute, dass wir uns sehr „bunt" und vielseitig ernähren sollen, damit auch unser Mikrobiom bunt und vielfältig ist. Unsere Mikroorganismen ernähren wir dabei vor allem mit den Kohlenhydraten, die wir zu uns nehmen. Mittlerweile ist allgemein bekannt, dass es für die Darmgesundheit und das -mikrobiom wichtig ist, sich ballaststoffreich zu ernähren. Pflanzen bauen ihre Zellwände hauptsächlich aus Zellulose. Diese ist eine von mehreren für uns unverdaulichen Polysacchariden. Sie passiert den gesamten Darm und es finden sich keine Enzyme, die sie zerlegen können. Wir nennen diese unverdaulichen Polysaccharide **Ballaststoffe**, und diese sind in unserer Nahrung deshalb so wichtig, weil sie den Darm von gefährlichen Giftstoffen und Bakterien reinigen. Durch ihr Volumen in der Nahrung dehnen sie den Darm und fördern dadurch die Darmbewegung, was einem Training des Darms gleichkommt. Ballaststoffe findet man vor allem in Getreide, Gemüse und Früchten. Mittlerweile ist es belegt, dass ihr Fehlen in unserer täglichen Ernährung zu Verstopfung, Dickdarmdivertikeln, also Ausstülpungen in der Darmwand, und schließlich zu einem Dickdarmkarzinom führen kann.

Verändert sich die Zusammensetzung des Darmmikrobioms, so können krankmachende Keime plötzlich die Oberhand bekommen und den Körper so schwächen, dass verschiedenste körperliche und auch psychische Krankheiten entstehen.

Auch das ist Schleim und fast immer erkennbar an einem dicken Zungenbelag.

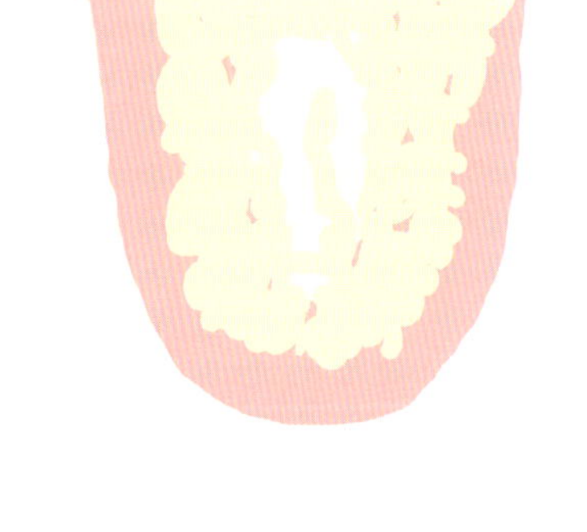

Hitze und feuchte Hitze

Zhang Zhongjing hat uns viel gelehrt: dass es vornehmlich Kälte ist, die von außen in uns eindringt, um uns krank zu machen, auch innerlich, auch psychisch.

Li Dong Yuan hat uns ebenfalls viel gelehrt: die Mitte zu stärken, damit wir wieder viel Qi bekommen, sowie alles zu tun, damit Feuchtigkeit und Schleim verschwinden. Wenn wir all das nicht tun, entstehen Qi-Mangel, Feuchtigkeit und Schleim, die die Ursache sind für die Schwäche, die dann im Körper herrscht. Diese Schwäche führt dazu, dass Angreifern, wie der Kälte oder verschiedensten körperlichen oder seelischen Erkrankungen, der Weg geebnet wird.

Im 17. Jahrhundert unserer Zeitrechnung fielen die Hunnen in China ein. Die Hunnen waren ein Reitervolk. Sie lebten mit Ihren Pferden zusammen und nächtigten auch neben ihnen. Sie brachten eine neue Erkrankung mit nach China, zusammen mit den Ratten, die ihren Weg begleitet hatten, nämlich die Pest. Die damaligen chinesischen Ärzte beriefen sich auf all ihr Wissen, um die Erkrankung in den Griff zu bekommen, doch nichts half. „Neues Wissen für neue Erkrankungen", wie schon Li Dong Yuan gesagt hatte, und so entwickelte sich die „Schule über die Wärme-Krankheiten", **Wen Bing**, festgehalten zum Beispiel im **Wen Bing Lun**. Dieses moderne Wissen revolutionierte die Chinesische Medizin. Es erkannte, dass nicht Kälte bei der Pest in den Körper eindrang, sondern Hitze. Je nach Tiefe des Eindringens wurden verschiedene Medikamente verwendet. Erstmalig wurde Hitze als Krankheitsauslöser direkt bekämpft. Dabei entspricht Hitze in der Chinesischen Medizin dem westlichen Begriff „Entzündung". Es funktionierte, und so konnte die Pest erfolgreich behandelt werden.

Im Wen Bing Lun sind alle Formen von Hitze beschrieben. Eine besonders heimtückische Form ist die **feuchte Hitze**, welche sich im Körper über Monate und Jahre halten kann und diesen dabei erschöpft. Es ist wie ein Feuer, das man versucht mit einer nassen Decke abzutöten. Die feuchte Decke versucht das Feuer zu löschen, aber schafft es nicht ganz. Das Feuer versucht die feuchte Decke zu trocknen, schafft es aber auch nicht ganz. Einmal flackert mehr die Hitze auf (was westlich einer Entzündung entspricht), einmal mehr die Feuchtigkeit (was westlich einer Erschöpfung oder einem schlechten Stoffwechsel entspricht). Feuchte Hitze ist das chinesische Äquivalent für eine **chronische Entzündung**. „Chronisch" passt einfach gut zu uns im Westen: Unsere Medizin, Ernährung und Hygiene sind so gut, dass wir nicht gleich an einer Erkrankung versterben, sondern überleben. Wir werden aber nicht ganz gesund, weil unser Leben im Westen dann doch nicht so gesund ist. Also nehmen wir wieder Medikamente oder essen etwas „Gutes“, dann geht es wieder eine Zeit lang gut, und so weiter. Wir sind dann nie wirklich gesund und nie so richtig krank. Ein Tier in der freien Wildbahn wäre so schon längst gefressen worden. Anstatt den Körper zu dem eines Alphatieres zu trainieren, schlängeln wir uns so durch das Leben, sind ständig müde, erschöpft, antriebslos, niedergeschlagen und ohne jedes Strahlen ... Bei uns im Westen kommt die Feuchtigkeit meist von einer müden Mitte und die Hitze von zu viel Stress, und schon haben wir die perfekte feuchte Hitze erschaffen und damit die Tore für chronische Entzündungen geöffnet. Zu den chronischen Entzündungen zählen all die Autoimmunerkrankungen, die bei uns im Westen im Vormarsch sind und chronische Infektionen wie solche mit dem Zytomegalievirus (CMV), Epstein-Barr-Virus oder auch den Borrelien, welche Bakterien sind. Die Entzündungen sind nicht so schlimm, dass man daran verstirbt, aber schlimm genug, um sich ständig krank zu fühlen, sowohl körperlich als auch seelisch.

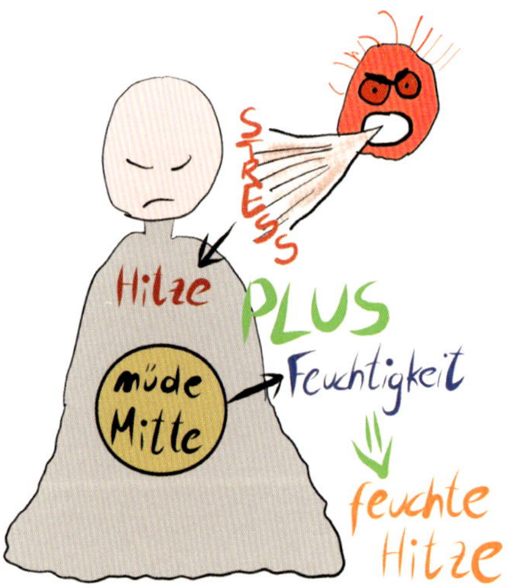

Im Wen Bing Lun steht, mit welchen Medikamenten, also Kräutermischungen man diese Spezialform der Entzündung, die feuchte Hitze, wieder wegbekommt.

Qi-Mangel, Blut-Mangel, Feuchtigkeit, Schleim, feuchte Hitze und schließlich Blut-Stagnation sind die verschiedenen Stadien unseres Körpers, wenn die Mitte müde wird. Ohne eine gesunde Mitte, einen gesunden Magen und eine gesunde Milz treten die verschiedensten Erkrankungen in unserem Körper auf, die wir dann entweder körperlich, psychisch oder auf beiden Ebenen erleben. Es ist daher entscheidend, dass Sie lernen, wie man eine gesunde Mitte bekommt und erhält, wie man also „lieb ist zu seiner Mitte“, um all die Probleme einer „müden Mitte“ zu vermeiden. Dazu kommen wir gleich ...

DEPRESSION CHINESISCH – TEIL I

Alles fließt

Gesundheit bedeutet, dass es einem **körperlich und psychisch** gut geht. Eine der Definitionen für Gesundheit in der Chinesischen Medizin lautet: **Alles fließt gut.** Sie wissen nun bereits, dass hinter all dem guten Fluss Qi steckt, denn Qi bewegt alles. Erinnern Sie sich an die Liu Yu, die sechs Stagnationen: Qi bewegt Blut, Flüssigkeiten, Nahrung, Schleim, Hitze. Das setzt voraus, dass genügend Qi vorhanden ist. Sie wissen, wer das Qi herstellt: **die Mitte**, also die Milz mit ihrem Assistenten, dem Magen. Sie wissen ebenfalls bereits, welches Organ für den **glatten Fluss aller Dinge** verantwortlich ist: **die Leber**. Damit es der Leber gut geht, braucht es viel Blut, welches wiederum aus dem Qi von der Mitte hergestellt wird. Sie wissen auch, was alles Qi ist: **Qi ist alles, was sich im Körper bewegt (oder bewegen soll)**. All Ihre Gedanken sind Qi, all Ihre Gefühle, die guten und die sorgenvollen, die wütenden und die ängstlichen, die traurigen und melancholischen. Alles darf sein, muss sogar sein, aber nicht zu lange! Von Depression spricht man dann, wenn die negativen Gefühle für mindestens fünf Wochen nicht verschwinden und Ihren Gesundheitszustand beeinflussen.

Wir brauchen also genügend Qi und müssen dieses Qi auch bewegen, um gesund zu sein.

Denken Sie an einen großen, reißenden Fluss, der unserem Qi-Fluss entspricht.

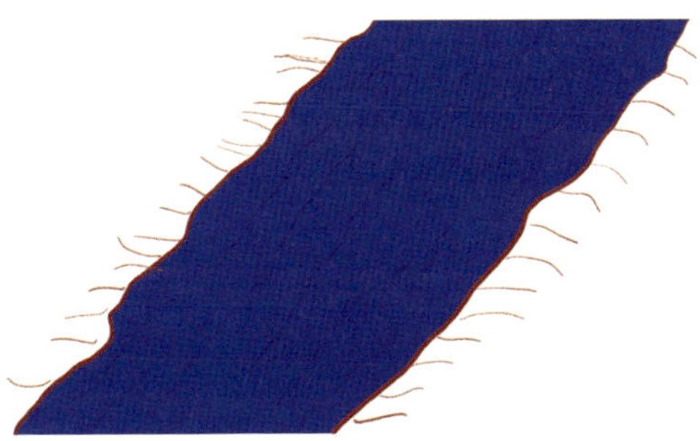

Nun versuchen Sie, diesen Fluss zu blockieren. So wird es nur schlecht funktionieren:

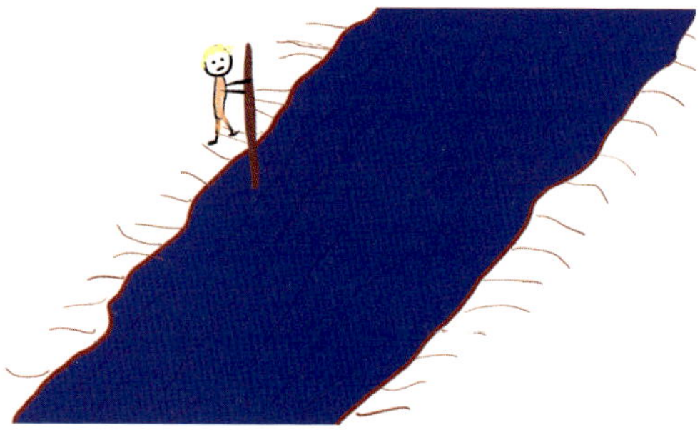

Stellen Sie sich nun einen kleinen Bach vor und versuchen Sie diesen gedanklich zu blockieren.

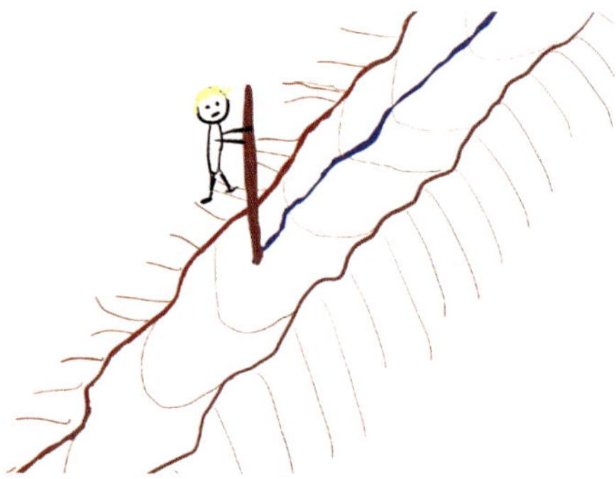

Das funktioniert doch viel besser, oder? Genau so ist es mit unserem Qi. Wenn sehr viel Qi und damit auch Blut im Körper vorhanden sind, wird Sie so leicht nichts aus der Bahn werfen. Alle Versuche Ihres Körpers und Ihres Lebens, Sie zu blockieren, werden scheitern, weil der gute starke Fluss Ihres Qi alles mitreißt. Denken Sie an eine Person, die durch ihr Strahlen alle in den Bann zieht, durch ihre Energie alles locker schafft und von der Sie sich mitreißen lassen!

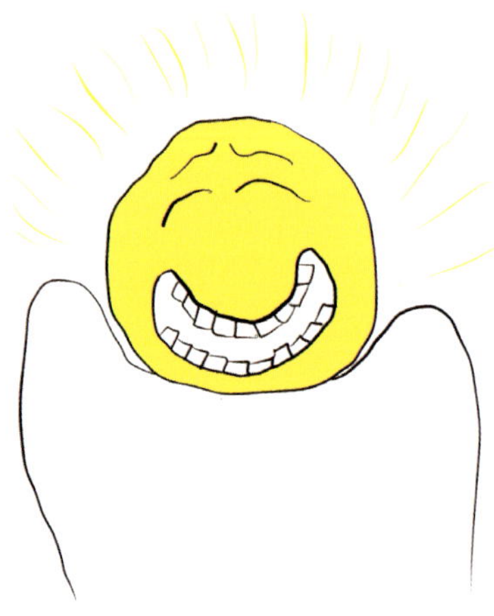

Das ist viel Qi und mit dem vielen Qi auch viel Shen, viel Strahlen von Herzen, und gleichzeitig sind alle anderen Geister, alle anderen Gefühle im Gleichgewicht. Nun denken Sie an eine Person, die wenig Qi hat, die morgens kaum aus dem Bett kommt, alles zieht nach unten, die Augenlider, die Mundwinkel, das Bindegewebe, selbst der Stuhl in Form von Durchfall will einfach nur nach unten …

An diesem Beispiel zeigt sich die Depression sehr klar. Diese Person strahlt nicht, reißt andere nicht mit, die Energie springt nicht über. Bei dieser Person können wir von **Qi-Mangel** ausgehen. Weil so wenig Qi fließt, blockiert es sehr leicht. Die Gefühle stagnieren, man fühlt sich miserabel und irgendwann fühlt man gar nichts mehr, die Gedanken stagnieren, sodass sie entweder an einem einzigen kleben bleiben oder schließlich das Denken ganz zum Erliegen kommt. Körperlich kommen dann noch Symptome der Erschöpfung und der Stagnation wie Magen- oder Verdauungsprobleme, Magen- und Bauchschmerzen **(Schmerzen sind immer Stagnation)**, Muskel- und Gelenkschmerzen (Stagnation), Schwellungen und Ödeme (Feuchtigkeit), Blutdruckprobleme (Stagnation) und vieles mehr dazu.

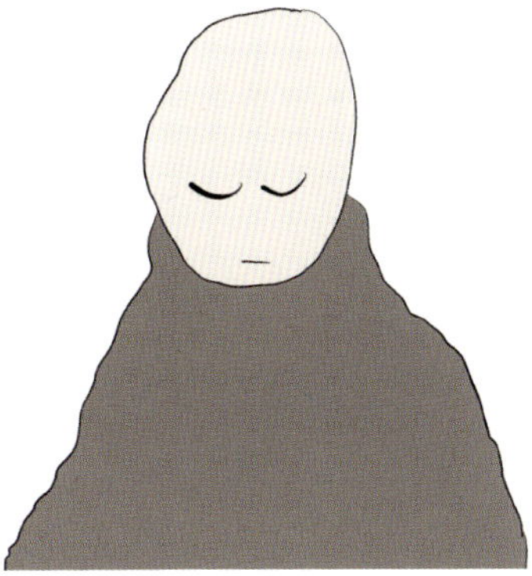

Die Störung der Gesundheit kann entweder die Psyche, den Körper oder beide betreffen. Chinesisch gibt es diese Unterscheidung nicht. Chinesisch ist alles Körper und die Psyche, die Seele, die Gedanken spiegeln nur wider, wie es um den Körper bestellt ist. Das gibt der Chinesischen Medizin die einzigartige Möglichkeit, über die Stärkung des Körpers die Psyche zu stärken und psychische Probleme zum Verschwinden zu bringen. Wenn Sie also eine starke Psyche haben wollen, müssen Sie sich zunächst um Ihren Körper kümmern, um die Mitte, und das beginnt beim Essen …

Erinnern Sie sich: Um eine stabile Gesundheit zu erhalten, braucht es drei Faktoren, welche durch die **drei Schätze (San Bao)** dargestellt werden:

Das Qi in der Mitte muss stark und kräftig sein, das Jing als Reserve in der

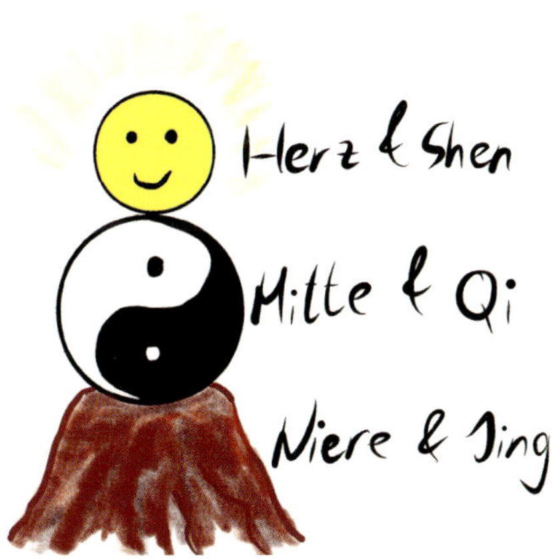

Niere muss voll sein, der Geist Shen als Geist des Herzens und Chef aller Geister muss gut fließen und darf nicht blockieren. Damit es dem **Qi** gut geht, muss es der Mitte gut gehen, und diese braucht gute Nahrung und einen geregelten, regelmäßigen Alltag ohne viel Aufregung. Damit es dem **Jing** gut geht, muss man achtsam sein mit seinen Reserven, soll gut schlafen, die eigenen Grenzen gut wahrnehmen, keine Drogen nehmen, Angst und Schreck vermeiden und die Ruhe suchen. Damit es dem **Shen** und damit allen Geistern gut geht, braucht es Bewegung auf jeder Ebene: körperlich, geistig, mental, seelisch. Es braucht außerdem gute Beziehungen zu Menschen und Tieren, viel Lachen und wunderbare Träume, Ziele und das Gefühl, frei zu sein im Handeln, Denken und Fühlen.

Die Basis für jede Form von Gesundheit, körperlich und psychisch, ist eine starke Mitte. Dann hat Ihr Körper viel Qi und alles andere kommt oft von selbst. Denken Sie an den großen, mitreißenden Fluss: So sollen Sie werden! Dann brauchen wir nicht über Blockaden oder leere Reserven zu sprechen, denn der volle Fluss (das Qi) reißt alles mit sich mit. Damit Sie dort hingelangen, ist es unerlässlich, „lieb zu sein zu Ihrer Mitte", wie ich es nenne und bereits in mehreren Büchern beschrieben habe, zuletzt sehr ausführlich in „Frei von Stress". Hier nochmals eine kompakte Zusammenfassung der zehn Punkte der Ernährung. Denken Sie an meine Bitte am Anfang dieses Buches: Ausprobieren! Zum Beispiel einen Monat lang. Das ist Ihre Hausaufgabe! Und dann sehen wir weiter …

Zehn Punkte, um „lieb zu sein zur Mitte"

1. Bitte essen Sie regelmäßig ein warmes, gekochtes Frühstück.

Als mein erstes Buch „Die Heilung der Mitte" vor mehr als zehn Jahren erschienen ist, war dieser Punkt für viele die größte Umstellung. Heute ist es bereits allgemein bekannt, dass ein warmes Frühstück guttut, und es wird vermehrt auch in Hotels und Pensionen angeboten. Ein Getreidebrei – idealerweise mit Hafer, denn dieser gibt viel Kraft und ist glutenfrei – mit Obst, mit Gemüse, eine Suppe, aber auch italienische Antipasti wie Oliven, getrocknete Tomaten, eingelegtes Gemüse (durch das Einlegen ist es energetisch nicht mehr roh), was auch immer.

Beginnen Sie den Tag gut und warm. Die Milz braucht es. **So wie der Morgen ist, ist Ihr ganzer Tag.** Schenken Sie der Milz in der Früh viel Energie und Wärme, ohne dass sie dafür arbeiten muss. Dann können Sie die Kapazität der Milz zum Denken nutzen. Missbrauchen Sie die Milz gerade in der Früh nicht, um schlechtes Essen zu verarbeiten. Dann bleibt der Milz keine Energie mehr übrig, um all ihre anderen Aufgaben zu erledigen. Zu diesen Aufgaben gehört es auch zu denken und dafür zu sorgen, dass es allen anderen Organen gut geht und dass vor allem all der Dreck, Schleim und Feuchtigkeit im Körper weggeräumt werden. Essen Sie auch nicht nichts in der Früh. Dann arbeiten Sie nämlich mit Reserve-Energie und nutzen Ihre kostbaren Reserven, um banales Qi und Blut für das Alltagsgeschäft herzustellen. Das ist eine äußerst schlechte Rechnung, die den Körper westlich gesprochen in eine Stresssituation bringt, und genau das wollen wir ja vermeiden.

2. Bitte essen und trinken Sie generell regelmäßig warm.

Schon meine Großmutter hat immer gesagt: Täglich eine warme Mahlzeit! Die Chinesen gehen noch weiter: Täglich drei warme Mahlzeiten! Das ist für einen erschöpften Körper das Allerbeste. Eben weil Sie so müde sind und der Körper kein Qi für Ihre Motivation, Ihren Antrieb und Ihre positiven Gedanken hat, müssen Sie aufstehen und sich regelmäßig ein warmes Essen zubereiten! Dann entlasten Sie die Mitte und diese dankt es Ihnen mit **Energie**.

Essen Sie also idealerweise täglich drei Mahlzeiten, nicht mehr und nicht weniger, immer etwa um die gleiche Zeit, trinken Sie viel und – wenn es draußen kalt ist – am besten warm. Wenn es heiß ist, trinken Sie auch am besten warm, zum Beispiel einen Pfefferminztee, der zwar warm getrunken wird, aber seiner Energetik nach kühlend wirkt. Achten Sie darauf, dass die Basis des Essens warm und gekocht ist und dass Sie saisonale Lebensmittel verwenden. Essen Sie zu Mittag ruhig einen Salat, aber gleichen Sie seine kalte thermische Natur durch etwas Warmes aus. Essen Sie zum Beispiel eine Suppe oder gekochtes Getreide, gekochte Hülsenfrüchte oder auch Gemüse dazu, eventuell auch ein bisschen Fleisch oder Fisch, wenn möglich aber nicht zu oft in der Woche. Oder arbeiten Sie mit wärmenden und heißen Gewürzen wie Ingwer und Pfeffer. Passen Sie **abends** auf, dass Sie nichts Rohes oder schwer

Verdauliches essen und dass sich die Mahlzeit – je später Sie essen – mehr und mehr einer scharfen Suppe annähert, denn damit tut sich die Mitte am allerleichtesten …

3. Alles, was im Magen ankommt, sollte eine körperwarme Suppe sein.

Zünden Sie sich eine Kerze zum Essen an, machen Sie es sich gemütlich und lassen Sie sich so richtig Zeit beim Essen! Wenn Sie einmal so richtig „Abfall-Essen", also Junkfood, essen wollen, kauen Sie so lange, dass auch der „Abfall" als körperwarme Suppe in Ihrem Magen ankommt. Wenn Sie in aller Ruhe, also langsam und ohne Stress Ihr Essen kauen, kommt der Speisebrei gut dosiert und langsam in den Magen-Darm-Trakt. Er wird dann auch gut dosiert und langsam ins Blut aufgenommen. Dadurch wird auch Zucker, wie Glukose, Fruktose und Saccharose, langsamer aufgenommen, als wenn Sie diesen schnell essen. Das Insulin im Blut wird auch langsamer und geringer ansteigen, weil dann ja nie so viel auf einmal benötigt wird. In der Folge hat der Körper weniger Stress, was Sie selbst daran merken, dass Sie keinen Heißhunger auf Süßes mehr bekommen, und das sieht man an Ihrem Shen, in Ihrem Gesicht: Slow is beautiful.

4. Das Essen soll Ihnen Freude bereiten.

In der Chinesischen Medizin sagen wir: **Die Nahrung dient der Gesunderhaltung des Menschen.** Die primäre Aufgabe einer Mahlzeit ist es also nicht, Ihnen zu schmecken, sondern Sie gesund und glücklich zu machen. Aber aus meiner Erfahrung ist es Gott sei Dank kein Widerspruch, dass es auch gut schmecken darf. Im Gegenteil: Dass Ihnen das Essen gut schmeckt, ist die Voraussetzung dafür, dass Sie dabeibleiben. Niemand will sich täglich quälen, „nur" damit er gesund ist, oder? Das Essen soll Ihnen schmecken. Denken Sie daran: Ihr Shen soll strahlen. Nicht gleich aufgeben, wenn Ihnen das Essen „so" (nämlich gesund …) nicht mehr schmeckt, sondern weitersuchen, bis Sie eine Variante, sich zu ernähren, gefunden haben, sei es aus der asiatischen, afrikanischen, indischen oder europäischen Küche, die Ihren Alltag erhellt und Ihnen Freude bereitet! Jede Umstellung, jede Veränderung, ist anfangs schwer, weil man Umdenken erst lernen muss. Aber jede Umstellung ist auch die Chance, aus dem alten Fahrwasser des eigenen Lebens herauszukommen. Körperliche Beschwerden und seelische Zustände treten meist nicht zufällig auf, sondern es steckt etwas dahinter, und oft ist es nur die falsche Ernährung ...

5. Bitte essen Sie täglich einen Apfel.

So müssen Sie keine Angst vor Vitaminmangel haben. Ideal ist es, wenn Sie den Apfel zum oder nach dem Frühstück oder Mittagessen essen und auch in aller Ruhe kauen. Wenn Sie Äpfel nicht vertragen, sollten Sie sie schälen oder leicht dünsten. Dann juckt es meistens nicht mehr am Gaumen. Natürlich können Sie auch ein anderes Obst essen, aber es sollte heimisch und frisch sein.

6. Bitte essen Sie gute Kohlenhydrate – essen Sie so wenig Zucker und Kohlenhydrate mit hoher glykämischer Last (hohem glykämischem Index) wie möglich. Lassen Sie Gluten so weit wie möglich weg.

Gute Kohlenhydrate sind in den verschiedensten Getreidearten enthalten, wie zum Beispiel in Hafer, Dinkel, Gerste, Hirse, Reis (am besten ist Wildreis) oder in Müslimischungen (ohne zugesetzten Zucker), auch in Erdäpfeln (Kartoffeln) mit Schale gekocht oder „Heurigen“. Sie können Getreide als Flocken verwenden oder sich selbst ein Mehl mahlen und in Breien, als Suppe, als Beilage oder auch einmal in selbstgebackenem Brot zu sich nehmen. Aber auch in Obst und Gemüse sind gute Kohlenhydrate enthalten. Verarbeiten Sie alles gut, das heißt kochen, dünsten, anbraten (nicht zu lange), backen, grillen, aber nicht frittieren. Streichen Sie Zucker in Rohform, vor allem den zu Tode verarbeiteten raffinierten Zucker (Kristallzucker, Staubzucker) so weit wie möglich aus Ihrer täglichen Nahrung. Vermeiden Sie alles, was zuckerartig ist oder im Körper durch seine hohe glykämische Last wie Weizenmehl und Süßungsmittel so wirkt, egal ob es Zucker enthält oder nicht. Verwenden Sie also auch keine Süßstoffe. Gewöhnen Sie sich an den guten, leicht süßlichen Geschmack von guten Kohlenhydraten!

Denken Sie auch an Alkohol: Alkohol ist nichts anderes als „vergorener Zucker“, quasi „Turbozucker“. Dieser gelangt in einem so hohen Tempo in Ihren Körper, dass Ihre Milz gleich zu schwitzen beginnt. Lassen Sie Alkohol weg, wenn Ihnen nicht viel daran liegt oder Sie ihn nur aus Gewohnheit trinken. Wenn Sie Alkohol trinken, dann nicht mehr als ein- bis zweimal pro Woche ein Gläschen für den Shen …

Passen Sie mit dem Eiweiß der Kohlenhydrate auf! Diese Formulierung ist natürlich nicht richtig. Aber wir sprechen oft von Kohlenhydraten, meinen aber Getreide und vergessen dabei, dass wir mit dem Getreide ja auch gleich Eiweiße zu uns nehmen, bei uns im Westen allen voran das Gluten (oder besser „die Glutene", wie Sie wissen …). Warum Sie Glutene weglassen sollten, wird in Punkt 7 erklärt. Wenn Sie gleich beginnen wollen, Gluten zu vermeiden, dann lassen Sie bitte folgende Getreide weg: Weizen, Dinkel, Roggen, Gerste, Grünkern, Malz, Kamut, Bulgur, Einkorn, Emmer und Triticale. Sehr gut und glutenfrei sind Hafer – achten Sie aber auf tatsächliche Glutenfreiheit, also dass der Hafer nicht im Werk durch andere Getreidesorten verunreinigt wird –, Mais, Hirse, Reis, Buchweizen, Kartoffeln, Quinoa, Amarant, Guarkernmehl, Johannisbrotkernmehl, Soja, Tapioka, Teff und verschiedenste Nussmehle.

Achten Sie auf die versteckten Glutene in Fertigprodukten und industriellen Lebensmitteln! Am besten, Sie backen Ihr Brot gleich selbst! Mit einem guten glutenfreien Mehl werden Sie beim Backen genauso Gutes zaubern können wie mit Weizen. Unsere Kinder bemerken keinen Unterschied. Wenn es also genauso gut schmeckt (nach einer Umlern- und Kochversuchsphase), dann doch lieber gleich die gesündeste Variante, oder?

Denken Sie in Ihrem Alltag auch an Ihren Magen, denn **Brot mag der Magen gar nicht**. Es ist viel zu trocken und das schwächt ihn, trocknet ihn aus und schädigt sein Yin, seine Substanz. Außerdem ist eine Brotmahlzeit keine warme Mahlzeit. Wenn schon Brot, dann ohne Gluten (wie ein Mais- oder Reisbrot) und als Beilage zu einem warmen Essen oder einer Suppe.

Als Faustregel gilt: **Brot macht dick.** Wenn Sie abnehmen wollen, essen Sie abends nicht zu spät, nur warm, aber kein Brot und machen Sie sonst noch alles, um lieb zu Magen und Milz zu sein!

7. Bitte essen Sie „gutes“ pflanzliches Eiweiß – essen Sie wenig tierisches Eiweiß, vor allem so wenig wie möglich Milchprodukte! Und passen Sie mit Gluten auf.

Eiweiß ist überall enthalten, sowohl in pflanzlichen als auch in tierischen Lebensmitteln. Das „gute Eiweiß“ ist in den Pflanzen enthalten. Besonders viel gutes Eiweiß enthalten Hülsenfrüchte (Linsen, Bohnen, Fisolen (Stangenbohnen), Soja und Erdnüsse, welche auch zu den Hülsenfrüchten zählen), Pilze (vor allem Shiitake, einer der „acht Schätze der Chinesischen Medizin“, und Austernpilze), Nüsse (Walnüsse, Haselnüsse, Cashews etc.), aber auch Getreide und Gemüse.

Vermeiden Sie Gluten! Streichen Sie Seitan aus Ihrer Ernährung, denn das ist pures Gluten. **Das Problem mit dem Gluten ist folgendes:** Es ist für die meisten von uns sehr schwer verdaulich, erschöpft unseren Darm (und damit unsere Mitte!), es verursacht sehr häufig den sogenannten **Leaky Gut,** den löchrigen Darm, und öffnet dadurch Tür und Tor für Entzündungen, Autoimmunerkrankungen und auch verschiedenste psychische Störungen. Viele Menschen beschreiben, dass es ihnen seelisch viel besser geht, wenn sie Gluten für zwei bis drei Wochen weglassen, auch kehrt die Energie wieder zurück. Probieren Sie es also unbedingt aus, auf Gluten einmal für einen Monat zu verzichten! Besorgen Sie sich am besten Listen aus dem Internet, wo überall Gluten enthalten ist, und machen Sie für diesen Monat keine Ausnahmen! Später können Sie es ja auflockern. Sie können dann zum Beispiel gezielt Gluten und Brot am Abend weglassen und lieber eine Suppe essen. **Hinter der Gluten-Problematik muss keine im Blut beweisbare Allergie, Unverträglichkeit oder Zöliakie (die eigentliche Gluten-Erkrankung) stecken.** Bei vielen ist die Mitte einfach so erschöpft, dass es schon hilft, alles schwer verdauliche wegzulassen, und Gluten gehört hier bei vielen von uns dazu. Westlich gedacht steckt dann eine **Glutensensitivität (also eine Gluten-Empfindlichkeit)** dahinter, die nur durch Weglassen von Gluten und die subjektiv erlebte Verbesserung des Zustands Ihres Körpers und Ihrer Seele belegbar ist. Aber in den meisten Fällen ist allein das doch schon hilfreich genug, oder?

Das „schlechte Eiweiß“ kommt von tierischen Lebensmitteln. Es ist schlecht, wenn zu viel davon konsumiert wird, wie sehr häufig bei uns, in Form von Milch und Milchprodukten, Fleisch, Wurst, Fisch oder Eiern. Denken Sie sich diese tierischen Lebensmittel als **Luxusartikel**, so wie es früher war. Man hat so und so viel Nahrung für die ganze Woche, und wenn man sparsam damit umgeht, kann man sich am Wochenende ein bisschen mehr gönnen. Luxusartikel gönnt man sich dann zur Feier des Tages, mit der Familie, am Wochenende oder am Sonntag.

Als Faustregel gilt: Pflanzliche Lebensmittel sind gut, tierische sind schlecht. Wenn Sie tierische Lebensmittel essen, dann sollen diese sparsam verwendet werden und fett sein, denn dann enthalten sie durch den hohen Fettgehalt anteilsmäßig weniger tierisches Eiweiß. Tierisches Eiweiß ist das Wertvollste, was wir an Lebensmitteln haben, denn es hat die meiste Energie. Es ist ein Wundermittel, wenn man es braucht, wie in der Stillzeit oder bei schweren Erkrankungen. Wir wissen heute aber, dass es uns krank macht, wenn man es regelmäßig konsumiert, dass es den Körper und damit den Geist erschöpft und einer der Hauptmitverursacher unserer westlichen Erkrankungen ist, wie Gefäßerkrankungen, Diabetes mellitus, Krebserkrankungen sowie chronisch entzündliche und Autoimmunerkrankungen. Sie wissen ja, wer körperlich krank ist, wird sehr schnell auch seelisch krank …

8. Haben Sie keine Angst vor Fett – es gibt nur gute und bessere Fette. Essen Sie vermehrt bessere Fette, mit reichlich Omega-3-Fettsäuren.

Fett macht den Geschmack eines Essens aus. Es schmeckt einfach besser und ist auch viel leichter verdaulich, wenn man Fett dazugibt. Von tierischen Fetten sollten Sie nicht zu viel verwenden, dafür aber die pflanzlichen Fette bevorzugen. Ideal sind jene mit vielen Omega-3-Fettsäuren wie Leinöl und Mischungen mit Leinöl. Zum Braten sind Kokosöl und Sesamöl ideal. Die besseren Fette, die viele Omega-3-Fettsäuren enthalten, sollten Sie nicht erhitzen, sondern ein wenig draufgeben, wenn das Essen fertig ist. Verwenden Sie am besten ein bis zwei Teelöffel besseres Fett, zum Beispiel Leinöl, pro Tag.

9. Bitte essen Sie so wenig industriell verarbeitete Lebensmittel wie möglich.

Alle Konservierungsmittel müssen im Körper dekonserviert, also aufgespalten und abgebaut werden. Alle Lebensmittel, deren Zusammensetzung der drei großen Komponenten (Kohlenhydrate, Eiweiße und Fette) nicht einem natürlichen Lebensmittel gleicht, bereiten dem Köper Stress. Gerade Gluten schleicht sich als Hilfsstoff – es lässt sich gut anfärben, es fördert den Geschmack und gibt eine gute Konsistenz – in fast alle Fertigprodukte ein, auch jene, wo Sie nie damit rechnen würden (wie Speiseeis oder Pommes Frites). Achten Sie daher auf die Deklaration „glutenfrei"! Kälte, die in Lebensmittel wie in Tiefkühlkost, hineingesteckt wurde, ist auch nach dem Aufwärmen noch energetisch darin enthalten.

Alles an Chemikalien – wie Farbstoffe, Konservierungsmittel, Geschmacksverstärker, E-Nummern, egal welche – muss von der Leber entgiftet und von den Nieren ausgeschieden werden, und das kann beide Organe belasten. Oder die Chemikalien werden irgendwo in einer Fettzelle abgelegt ...

Lassen Sie auch die Finger von sogenannten „Light-Produkten". Bei diesen wird Fett entfernt und durch Zucker und Stärke (und diese enthält Zucker und Gluten) ersetzt. Das ist ein ganz schlechter Tausch, wie Sie bereits wissen.

10. Bitte essen Sie nicht zu viel – man kann sich am gesündesten Essen überessen.

„Frühstücken wie ein Kaiser, mittagessen wie ein König, abendessen wie ein Bettler." Am meisten kann man morgens essen, am wenigsten abends. Mit der Zeit stellt sich unser Stoffwechsel darauf ein, dass er morgens eine große Mahlzeit bekommt und abends nur noch ganz wenig. Diese Umgewöhnung braucht Zeit und Geduld, aber wird mit Gesundheit belohnt. Nach und nach gewöhnt sich der Körper auch daran, generell weniger Nahrung zu bekommen. Studien über Menschen, die sehr alt werden, zeigen Folgendes: All diesen Menschen gemein ist ein Interesse am Jetzt und am Morgen (Bewegung im Körper!) und, dass sie wenig essen.

Sie können **alles** essen (und das relativiert die vorherigen Punkte), wenn sie **wenig** davon essen **und** es als körperwarme Suppe im Magen ankommt! Dann ist Ihre Mitte plötzlich nicht mehr müde und lächelt ...

DEPRESSION CHINESISCH – TEIL II

Depression als Qi-Mangel oder Qi-Stagnation

Das chinesische Wort **Yu** bedeutet **Depression** und meint damit auch das, was wir im Westen unter Depression verstehen. Gleichzeitig bedeutet Yu **Blockade oder Stagnation**. Wenn der chinesische Arzt von Yu spricht, setzt er die psychische Depression mit einer Stagnation gleich. **Yu Zheng**, das depressive Syndrom, unsere Depression, hat zwei große Ursachen: den **Qi-Mangel** und die **Qi-Stagnation (Qi-Blockade)**.

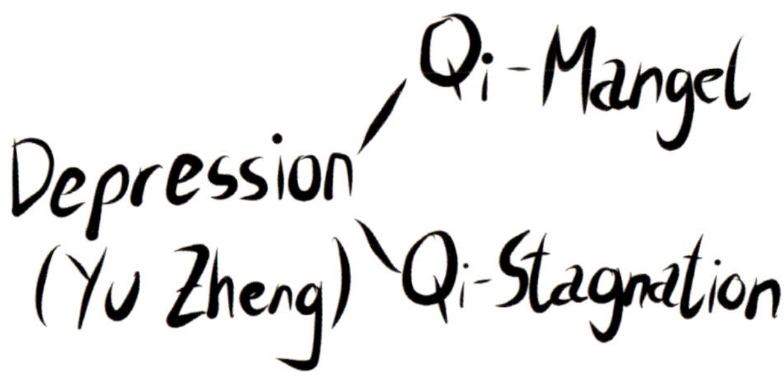

Der Qi-Mangel steht für Leere und Schwäche, was man in der **chinesischen Pulsdiagnose** daran erkennt, dass im Puls keine Kraft vorhanden ist. Man tastet den Radialis-(Speichen-)Puls mit drei Fingern. Wenn man in den Puls hineindrückt, drückt dieser nicht entgegen, sondern fühlt sich leer und kraftlos an.

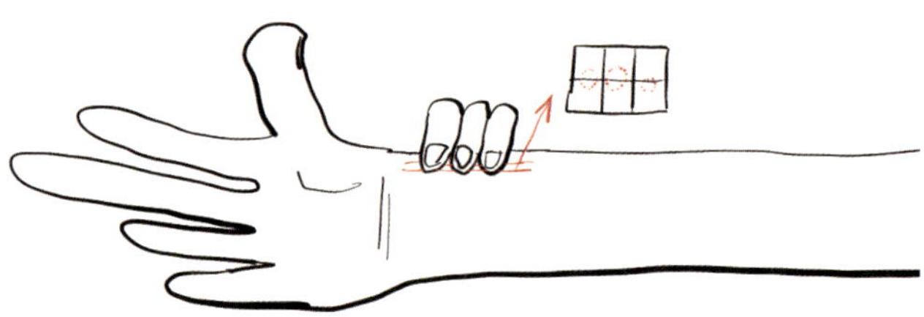

Die Qi-Stagnation steht für Fülle und Blockade. Tastet man den Radialis-Puls mit drei Fingern, spürt man schon bei leichtem Druck, wie der Puls fest dagegen drückt. So angespannt, wie man sich fühlt, wenn man unter starkem Stress steht, ist auch der Puls.

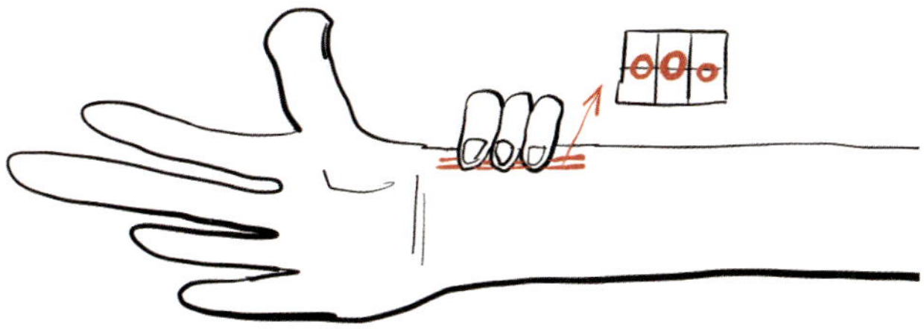

Sie können sich das auch wie bei einer **Wasserleitung** vorstellen, vor und hinter einer starken Verkalkung.

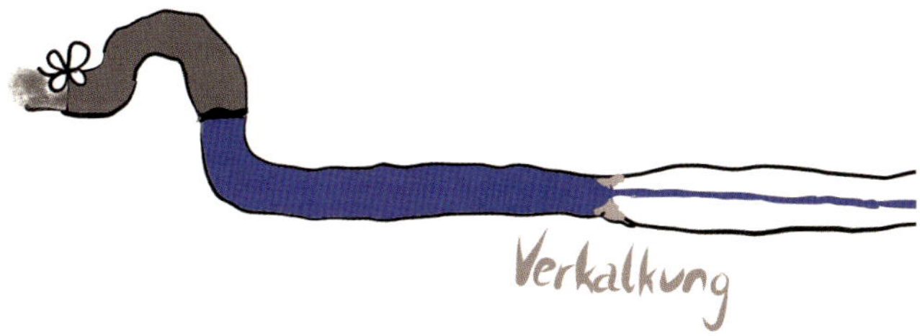

Vor der Blockade durch den Kalk ist das Wasser aufgestaut und unter hohem Druck, hinter der Blockade jedoch kraftlos und ohne Druck. Wenn Sie Ihre Finger dort wie bei einer Arterie drauflegen könnten, würden Sie zunächst die Spannung, wie bei der Qi-Stagnation, und dann die Leere, wie beim Qi-Mangel, spüren.

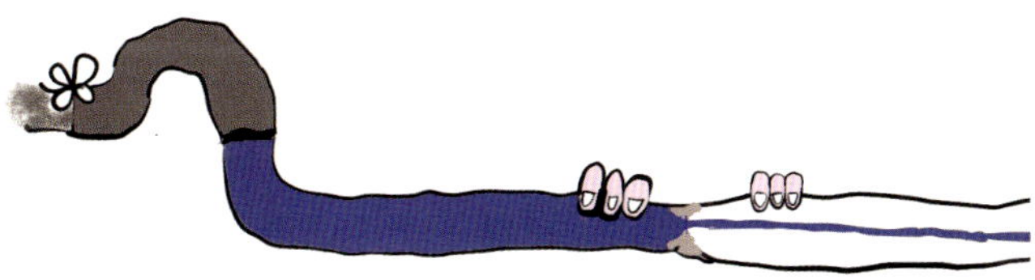

Unterm Strich fließt das Wasser weder vor noch nach der Blockade gut, was der Erschöpfung und Müdigkeit entspricht, einmal mit einer großen Anspannung im Körper (Qi-Stagnation), einmal ohne jegliche Spannung und vollkommen kraftlos (Qi-Mangel).

In China treten Leere und Spannung traditionell getrennt auf. Typisch für uns hier im Westen ist das gemeinsame Vorhandensein von Leere- und Spannungs-Zeichen, von Leere- und Spannungs-Symptomen. Ein Beispiel dafür ist unser **„westliches" Asthma bronchiale**. Asthma bronchiale, die Verengung der Bronchien und damit Atemnot, tritt in China typischerweise als Schwäche des Lungen-Qi- oder -Yin auf, bei uns ist es genau die Kombination wie bei der Depression: eine erschöpfte Mitte mit Qi-Mangel und dem erschöpften Kind der Milz, der Lunge, eine Stagnation des Qi in der Leber durch Stress und emotionale Belastung mit Anspannung der Muskeln um die Bronchien und Atemnot. Die Therapie ist dann ident mit jener der typischen westlichen Depression: Lieb sein zur Mitte, um das Qi zu stärken, sowie Stressabbau und Lösen der emotionalen Spannung, um die Blockade des Qi zu beseitigen. Nicht umsonst ist Asthma bronchiale bei uns häufig eine psychosomatische Erkrankung …

Der Qi-Mangel kommt bei uns hier im Westen meist von unserer **falschen Ernährung.** Und Sie wissen bereits, wie Sie dies angehen können: Seien Sie lieb zu Ihrer Mitte! Das zweite große Thema bei uns hier im Westen ist **Stress**. Dabei ist es sehr subjektiv, was jemand als Stress empfindet: der Leistungs- und Zeitdruck in der Arbeit, die Beurteilung der eigenen Person in Arbeit und Gesellschaft entsprechend der erbrachten Leistung oder dem gesellschaftlichen Status, der Bewegungsmangel, das hastige Essen zwischendurch, die Schwiegermutter, die Dreifachbelastung Beruf, Kindererziehung und Haushaltsführung, das kalte oder heiße Wetter, die Klimaanlage, das tägliche Pendeln, finanzielle Sorgen, existenzielle Ängste, die eigene Gesundheit, die Schule, das Studium, die Pensionierung oder andere Themen.

Wenn Sie bemerken, dass es Ihnen besser geht und Sie mehr Energie haben, wenn Sie sich gut ernähren („lieb sein zur Mitte“), dann liegt ein Qi-Mangel vor.

Wenn Sie bemerken, dass es Ihnen besser geht und Sie mehr Energie haben, wenn der Stress wegfällt und Sie sich mehr bewegen, dann liegt eine Qi-Stagnation vor.

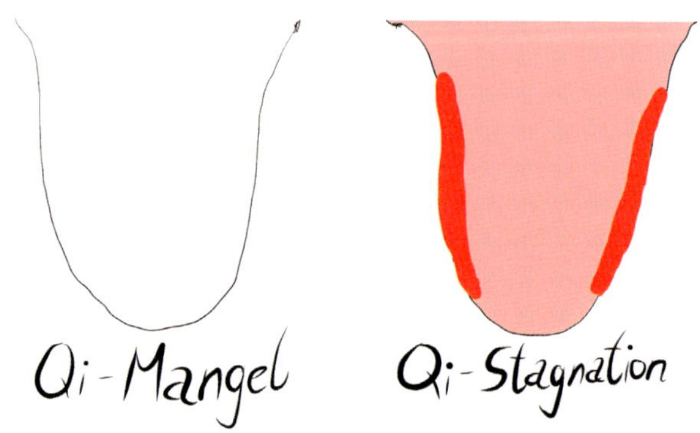

Die Zunge sieht bei beiden Zuständen typischerweise unterschiedlich aus. Die Qi-Mangel-Zunge ist blass und hat mehr Belag, je nachdem, wie viel Feuchtigkeit da ist. Die Qi-Stagnations-Zunge hat rote Ränder. An den Rändern zeigt sich nämlich das Areal der Leber und genau dort sieht man, wie sehr sich die Leber über die Blockade ärgert.

Kommt beim Qi-Mangel mehr Feuchtigkeit und mehr Schleim dazu, wird der Zungenkörper breiter und zeigt Zahneindrücke (ZE), und der Zungenbelag ist dicker. Oft sieht man dann beides, den Qi-Mangel mit Feuchtigkeit und Schleim **und** die Leber-Qi-Stagnation.

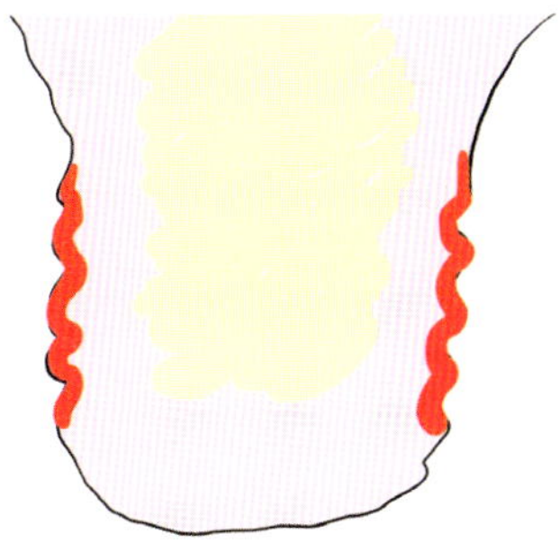

Genauso ist es auch mit der Depression bei uns: Beides ist vorhanden, der Stress unserer Gesellschaft und die Erschöpfung aus unserer Ernährung. In meiner Arztpraxis würde ich schätzen, dass 70 bis 80 Prozent aller Erkrankungen in irgendeiner Form mit Stress zu tun haben. Die Kombination von Qi-Mangel und Leber-Qi-Stagnation ist doppelt gemein, weil eine angespannte Leber (durch den Stress) wie wild um sich schlägt und eben auch die Milz erwischt. Wir nennen das „Leber attackiert die Milz/Mitte". Dadurch produziert die Milz noch weniger Qi (und Blut) und die Beschwerden werden noch schlimmer. Wir stecken dann in einem Teufelskreis fest.

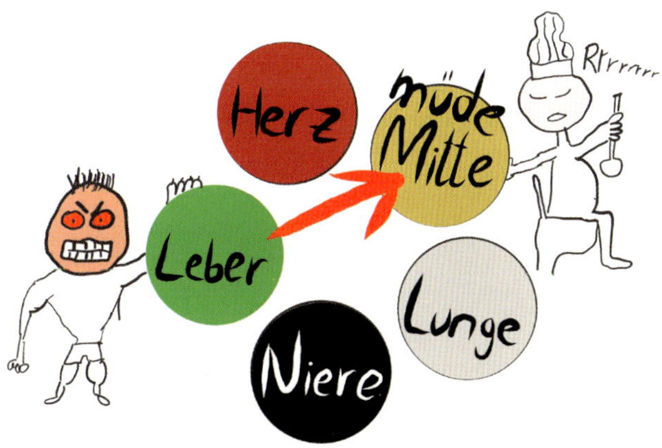

Denken Sie an ein **Burn-out**: Sie gehen jahrelang in der Arbeit über Ihre eigenen Grenzen und plötzlich geht gar nichts mehr, es kommt zum Zusammenbruch. Chinesisch gedacht haben Sie jahrelang mehr Qi ausgegeben als Sie eingenommen haben, dadurch Ihre Reserven geschmälert, welche ja zum Überbrücken von Krisenzeiten gedacht sind, und eines Tages ist kein Qi mehr vorhanden für den Shen oder um etwas im Leben zu bewegen …

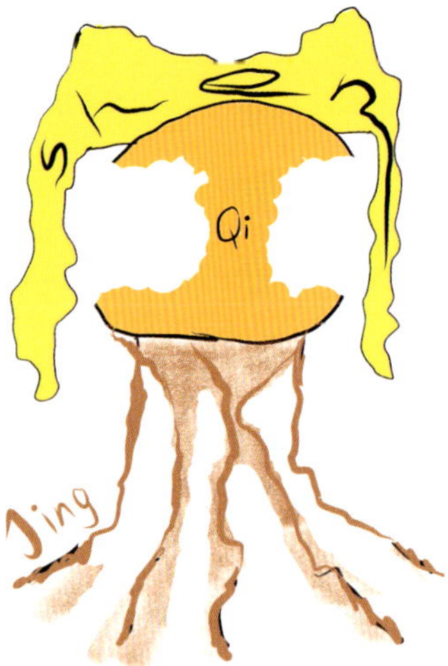

Li Yong-Cui drückt es in seinem Werk „Zheng Zhi Hui Bu" („Komplette Sammlung von Mustern und Therapie") folgendermaßen aus:

„Bei all den vielen Fällen von Depression, die ich behandelt habe, geht es immer um Qi und dass es nicht fließt. Die Behandlung muss daher immer zuallererst das Qi und dessen Fluss normalisieren."

Daher „lieb sein zur Mitte", daher all die Anti-Stress-Maßnahmen, die ich in dem Buch „Frei von Stress" aus dieser Serie zusammengefasst habe. Auf den Punkt gebracht geht es darum, **das Leben zu verändern: Der Stress muss weg!** Zumindest muss er auf ein Mindestmaß reduziert werden, damit Sie beschwerdefrei – und wenn nicht glücklich, dann doch zufrieden – leben können. Das Glück taucht dann inzwischen ohnehin immer wieder von selbst auf.

Ein einfaches Beispiel: Sie bekommen Magenschmerzen und fühlen sich niedergeschlagen, wenn Sie morgens in die Arbeit fahren: Ihr Frühstück ist falsch oder fehlt ganz und allein das macht Ihnen schon Beschwerden. Das können Sie bereits mit dem warmen Frühstück beheben. Wenn die Magenschmerzen und die gesenkte Stimmung trotzdem bleiben, liegt es vielleicht an dem Stress, den Sie sich in der Früh machen, weil Sie zu spät aufstehen und alles dann nur mehr eine einzige Hetzerei ist, bis Sie schließlich in der Arbeit ankommen. Dann denken Sie an den chinesischen Ausspruch:

„So wie der Morgen ist, so ist der ganze Tag."

Also stehen Sie lieber 15 bis 30 Minuten früher auf, machen Sie ein paar hilfreiche Übungen für Ihren Körper und Ihre Atmung, um gut in den Tag zu starten, essen Sie noch in Ruhe ein warmes Frühstück oder verwandeln Sie was immer Sie essen durch ausreichendes Kauen in eine „körperwarme Suppe" und gehen Sie dann entspannt in die Arbeit. Falls Sie das eine Zeit lang machen und dann noch immer Magenschmerzen und eine trübe Stimmung haben, liegt es wohl an der Arbeit. Dann müssen Sie den Stress direkt in der Arbeit angehen. Vielleicht braucht es ein klärendes Gespräch mit einem Kollegen oder einer Kollegin, um die Arbeitsaufteilung besser zu gestalten, um gefühlte Feindseligkeiten aus der Welt zu schaffen, oder ein Gespräch mit dem Chef, um endlich eine Gehaltserhöhung zu bekommen oder ein bestimmtes Problem zu besprechen. Dazu fällt mir der chinesische Spruch ein:

„Darauf zu warten, dass sich ein Problem von selbst löst, ist genauso wie auf den Tod zu warten."

Also gehen Sie den Stress aktiv an. Wenn das alles aber nichts hilft, müssen Sie vielleicht Ihre Arbeit überdenken, sich vielleicht eine neue Arbeitsstelle suchen oder doch endlich Ihren Traum leben. Ich kenne einen Wiener Rechtsanwalt, der immer schon Straßenbahnfahrer werden wollte und sich diesen Traum auch erfüllt hat: Er fährt heute als Straßenbahnchauffeur durch Wien. Ich kenne eine Frau in Niederösterreich, die den Traum hatte, autark zu leben. Sie verzichtet dafür auf sehr viel, wovon wir hier im Westen denken, dass es notwendig ist, und lässt all den Alltagsluxus (wie warmes Wasser und Strom 24 Stunden am Tag) unserer Gesellschaft weg. Und sie ist glücklich. Ich kenne einen Arzt, der auf die große Karriere in Wien verzichtet hat, den in Aussicht gestellten Chefarztposten im Alter von 30 Jahren nicht angestrebt hat und lieber eine kleine Komplementärarztpraxis am Land führt. Dafür schreibt er Bücher …

So viele Menschen spüren, dass sie den Stress unseres Arbeitsalltags eigentlich gar nicht aushalten. So viele spüren, dass sie aus ihrem Leben ausbrechen, ihre Beziehung verändern oder ihre Arbeit verlassen sollten. Doch so viele tun einfach nichts. Ist es dann verwunderlich, dass die Seele schreit, dass der Körper Symptome schickt? Denken Sie an meine Erfahrung mit Krankheit der letzten mehr als 25 Jahre:

Der Körper meint es fast nie böse mit uns. Auch die Seele schreit nur deshalb, weil sie Ihnen etwas sagen möchte. Doch Sie hören nicht zu. Oder Sie hören zu, verstehen aber nicht, was Körper und Seele Ihnen sagen wollen. Denken Sie an das

Beispiel von den Magenschmerzen: Diese sind ein Geschenk, weil sie Sie zu einer Veränderung zum Besseren in Ihrem Leben zwingen wollen. Wenn Sie das tun, was der Magen will, dann braucht er seine Stimme nicht mehr zu erheben und genießt in aller Stille die Suppe, die Sie ihm reichen ... **Sie bemerken vielleicht schon, dass die Übersetzung der Chinesischen Medizin von dem, was Ihr Körper Ihnen sagen möchte, recht einfach und logisch ist.** Sie können, um bei dem Beispiel zu bleiben, dem Magen auch einen modernen Säurehemmer geben, und wahrscheinlich werden die Magenscherzen dadurch auch verschwinden. Aber das ist, als würden Sie einem schreienden Baby den Mund zukleben ...

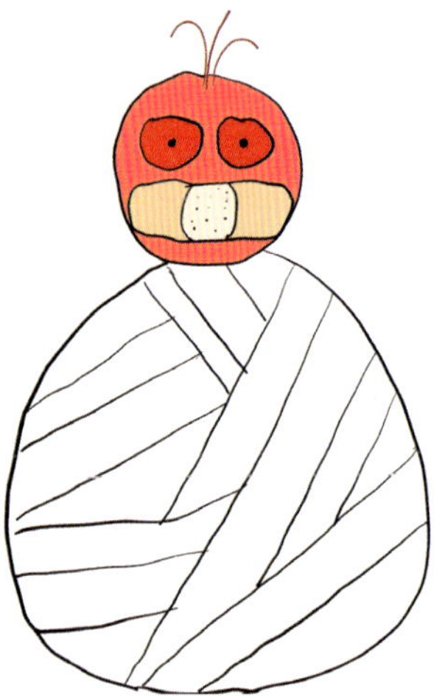

Dann wird sich der Körper ein neues Symptom suchen, eine neue Erkrankung, und irgendwann ist diese dann nicht mehr so leicht in den Griff zu bekommen wie am Anfang. Dazu der chinesische Ausspruch:

„Wer um ein Problem weiß, verschwende keinen weiteren Moment daran.“

Den Stresspegel müssen Sie durch Änderung im Leben bewusst und sofort angehen! Nicht mehr verdrängen! Nicht mehr vor sich herschieben! Sonst geht es Ihnen wie beim Schneeschaufeln, wenn Sie den Schnee nicht regelmäßig auf die Seite kippen ...

Zusätzlich sollten Sie sich täglich bewegen. Die Leber freut sich, wenn Sie ihr die Arbeit abnehmen, alles im Körper zu bewegen, und entspannt sich. Aber Vorsicht: Übernehmen Sie Ihr

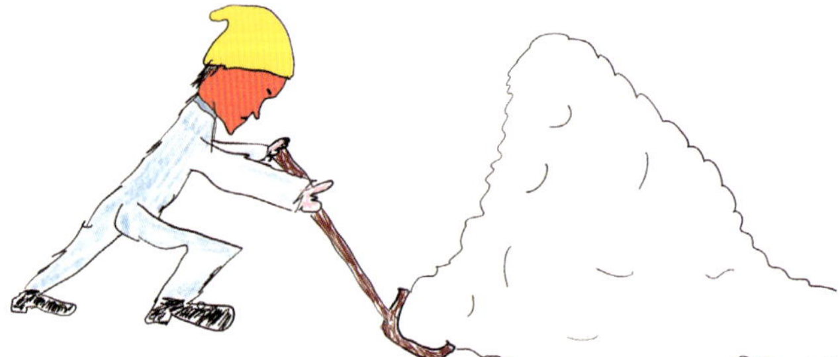

Leistungsdenken nicht in Ihre Freizeitgestaltung! Achten Sie beim Laufen auf Ihren Atem und nicht auf die Wegstrecke pro Zeit! Sie sollen sich nach der Bewegung besser fühlen als davor. Viele, die ich kenne, packen ihren Ehrgeiz in Sport und verausgaben sich, was eine Zeit lang gut geht. Aber dann hören sie einfach auf und machen etwas anderes. Oft legen wir uns die Latte zu hoch und wenn wir merken, dass wir da niemals drüber kommen, drehen wir uns um und probieren das nächste, wieder mit demselben Ehrgeiz. Das bringt uns dann aber auch nicht ans Ziel.

Sehr gut sind Bewegungs- und Sportarten, bei denen man etwas gemeinsam mit anderen macht und die uns ein bisschen Kind sein lassen, wie Ballspiele, Tanzen, Yoga, Qigong, Kampfsportarten oder Bewegung mit Hunden und Pferden. Hier sollte für jeden etwas dabei sein. Wichtig sind dabei vor allem die Regelmäßigkeit und die Freude.

Sie sollten **alles** in Ihrem Körper bewegen, auch die Psyche und die Seele, die Atmung und auch die Gedanken. Hier hilft es zum Beispiel, in einem Chor zu singen, mittels einer Paartherapie an der Partnerschaft zu arbeiten, mit Gleichgesinnten in einer Kirche, einer ehrenamtlichen Institution oder bei Wandertagen und gemeinsamen Reisen zusammenzukommen und sich auszureden. Auch hilft es, Kreuzworträtsel zu lösen und eine neue Sprache zu erlernen, ein Instrument zu spielen und in Gemeinschaft zu musizieren, mit Kindern zu spielen, zum Beispiel als Leih-Oma oder -Opa, und selbst wieder mit verschiedenstem Spielzeug wie einer Modelleisenbahn Kind zu sein, für sich und für andere zu kochen und natürlich gemeinsam zu essen. Oft hilft es, sich einen Plan zu machen, was man wann im Leben wie angeht, und dann den Plan – am besten gleich heute beginnend – umzusetzen.

Stress soll nicht Ihr Leben dominieren. Sie sollen das Gefühl bekommen, dass sich wieder alles in Ihrem Leben bewegt, dass nichts mehr stagniert, dass Sie wieder wissen, wohin die Reise gehen soll und dass Sie bereits auf Kurs sind.

Depression und Emotionen

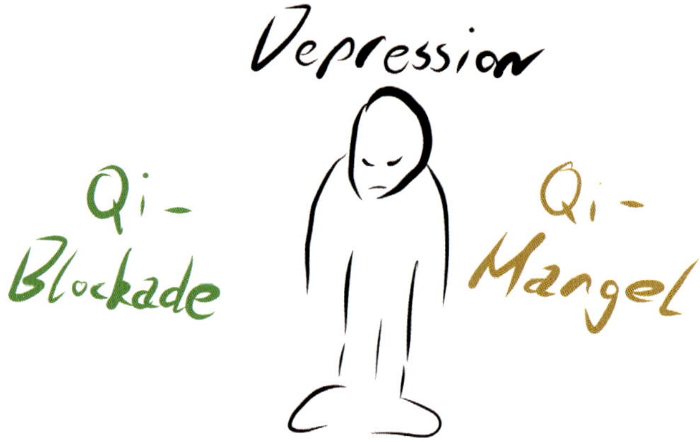

Sowohl der Qi-Mangel als auch die Qi-Stagnation (Qi-Blockade) bringen die Geister in den Organen und damit die Gefühle vollkommen durcheinander. Wie es uns psychisch geht und was wir emotional erleben, hängt vom Gleichgewicht der Kräfte der einzelnen Gefühle ab. Sind wir gesund und kräftig, liefert der Geist der Leber, **Hun**, die großartigen Ideen, die Pläne, die Kreativität und die Lebensträume. Der Geist des Herzens, **Shen**, steuert die Begeisterung, den Enthusiasmus und die Motivation bei. Der Geist der Milz, **Yi**, versucht durch das Denken und Strukturieren, alles im Zaum zu halten. Er versucht zu verhindern, dass die Pferde mit Hun und Shen durchgehen. Der Hun liefert ständig mehrere Ideen, der Yi kontrolliert diese, arbeitet eine nach der anderen ab und integriert sie in eine realistische Lebensführung. Der Geist der Niere, **Zhi**, bietet vor allem einen Gegenpart zum Geist Shen. Der Shen will hoch hinaus, strebt nach oben, der Zhi verankert und verwurzelt, hält an der Realität fest und mahnt, wenn es „oben" zu sehr an die Substanz geht. Aber wenn der Zhi es gutheißt, dann kommt seine Willenskraft zutage und man spürt die psychische und körperliche Kraft.

Der Geist der Lunge, **Po**, ist eng an die Kraft der Mitte gekoppelt. Ist die Mitte stark und damit der Geist Yi, unterstützen die Lunge über die Atmung und sein Geist Po die Kopplung von Geist und Körper.

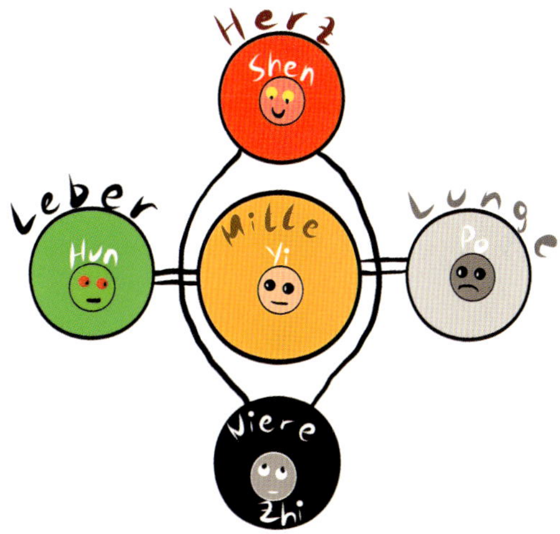

Bei einer **schweren Depression** verliert sich die Kontrolle zwischen Hun und Yi. Der Hun in der Leber verliert seine normale Bewegung, alles stagniert und im Geist fehlt es an Kreativität, Ideen, Vorstellungen und Zielen. Ist die Mitte schwach und müde, bringt der Yi keinen klaren Gedanken zustande, die Gedanken werden immer weniger, die Koordination der anderen Geister im Sinne einer koordinierten Lebensplanung versagt. Der Shen spendet keine Motivation und entzieht die Lebensfreude, der Zhi schreit „Alarm! Das geht alles an die Nieren! Die Reserven sind in Gefahr!“ und schickt die Emotion Angst ins Spiel der Psyche. Ist die Mitte schwach, so ist meist auch ihr Kind, die Lunge, schwach und der Po mischt noch Melancholie, Traurigkeit und Trauer in das Gemälde unseres Geisteszustandes sowie das große Gebiet der psychosomatischen Erkrankungen.

Je nachdem, welche Emotion dominiert, weiß man, welches Organ laut Chinesischer Medizin gerade beteiligt ist. Genau so sollte sich auch die **Therapie** gestalten: Das erste Standbein sollte sein, „lieb zu sein zur Mitte“ und eine entsprechende Lebensänderung beinhalten, um das Qi aufzubauen. Das zweite Standbein betrifft Stress: Wie hängt dieser mit den Beschwerden zusammen? Wie kann ich ihn in meinem Leben verändern und verringern? Daraufhin folgen die direkte Behandlung und Beruhigung der Geister, bis die zwei Standbeine Ihre Psyche vollends tragen können.

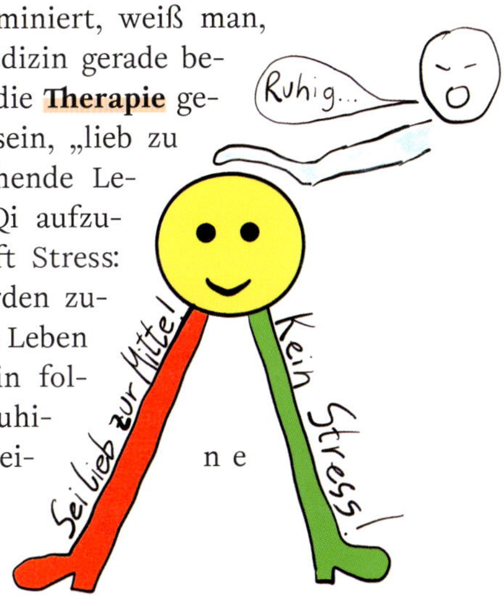

Die Kraft der Gefühle

Hinterfragen Sie folgende Punkte: Welches Gefühl dominiert bei Ihnen? Wut und Zorn, Euphorie (im Wechsel mit Niedergeschlagenheit), Sorge und Grübeln, Trauer, Melancholie und Traurigkeit, Ängstlichkeit und Angst?

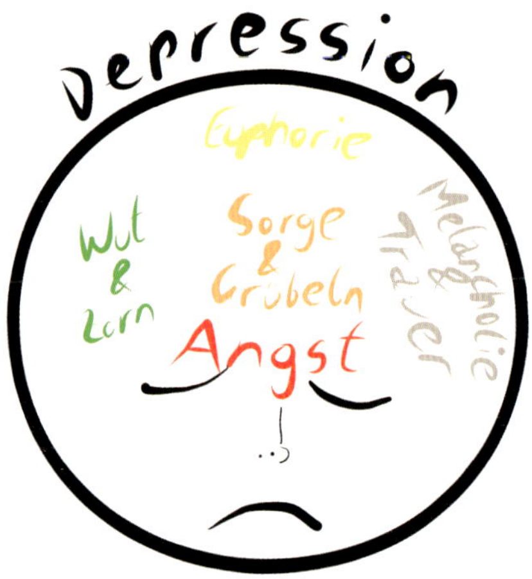

Überwiegen **Wut** und **Zorn**, dann nützen Sie die Kraft dieser Gefühle und machen Sie etwas Produktives daraus. Wut bringt Sie in die Aktivität. Erschaffen Sie etwas, bauen Sie etwas, schaffen Sie ein Kunstwerk, nehmen Sie diese Kraft, um anderen zu helfen, oder machen Sie Sport. Wenn viel Wut da ist, bietet sich **Kampfsport** an. Dabei lernen Sie die Grenzen Ihres Körpers kennen und die Wut sinnvoll zu kanalisieren. Sie entwickeln eine Ausstrahlung, die Respekt und Achtung entstehen lässt. Das Ziel eines Karatemeisters ist es, nicht kämpfen zu müssen. Er strahlt eine derartige Kraft aus, dass sich keiner mit ihm anlegt. Dabei fällt mir eine Geschichte über Arnold Schwarzenegger, den siebenfachen Bodybuilding-Weltmeister, Hollywoodstar und Ex-Politiker ein: Ein Freund war mit ihm in einem Lokal und wurde von Hooligans provoziert. Um einen Kampf zu vermeiden, musste Arnold Schwarzenegger nur eines machen, nämlich seinen mächtigen Brustmuskel spielen lassen – die Männerpartie ist daraufhin sofort abgezogen ... Lassen Sie die Wut so heraus, dass Sie etwas davon haben, zum Beispiel einen durchtrainierten Körper! Mit der Atmung können Sie die Wut kontrollieren. Dabei nutzen Sie den Kontrollzyklus der

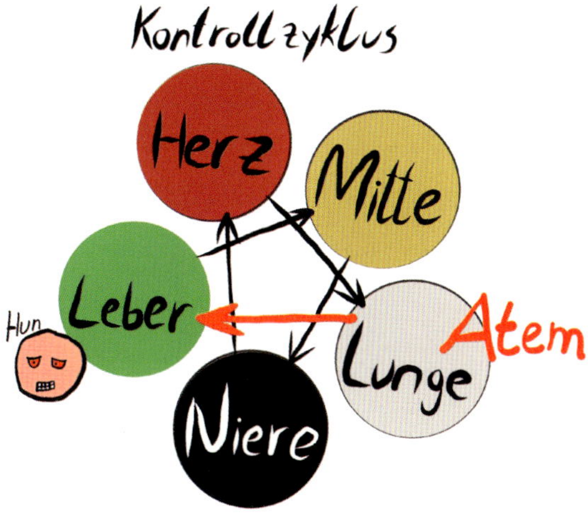

fünf Elemente: Lange und tief ausatmen bringt Sie wieder „herunter".

Gefangene, die eine große Wut durch ihr belastendes Leben in sich haben, berichten, dass sie durch Meditation gelernt haben, diese Wut zu kontrollieren und ihre Kraft für einen Neubeginn im Leben genutzt haben, auch um anderen ihren eigenen schweren Weg zu ersparen …

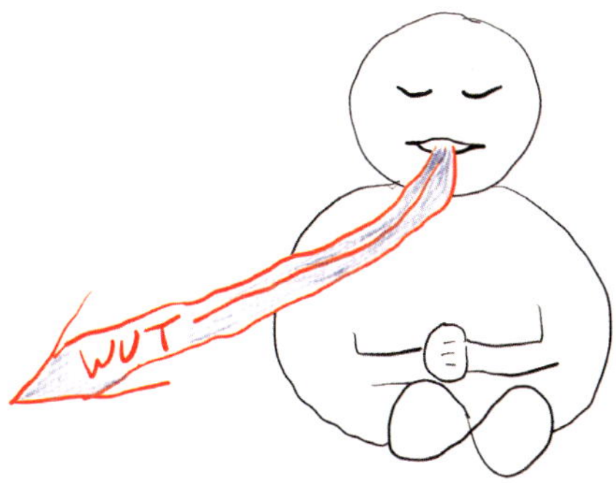

Oft wird die Wut weniger, wenn man besser schläft und dadurch die Mutter der Leber, die Niere, stärkt. Ein entscheidendes Gleichgewicht im Körper bilden das Herz und die Niere, Element Feuer und Wasser, die Geister Shen und Zhi.

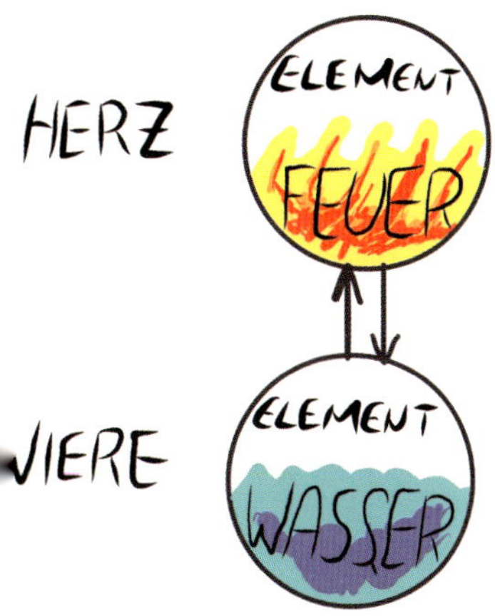

Die Feuer-Wasser-Achse

Feuer und Wasser sollen sich die Waage halten, sollen das Qi und damit den Geisteszustand nicht ganz hinauf- und nicht tief hinunterbringen. Stärkt man die Niere, so stärkt man den Geist Zhi, die Willenskraft. Ist der Wille stark, bringt das den Shen wieder unter Kontrolle. Ist die Niere schwach, fehlt die Kühlung für den Geist Shen und die gesunde Freude kippt in eine **Euphorie**, in einen nicht zu kontrollierenden Tatendrang, in eine Selbstüberschätzung und ein ständiges „Über-den-Punkt-gehen". Im Rahmen der **bipolaren Erkrankung** tritt dieses Ungleichgewicht im Wechsel mit der Depression auf, zumal das ungezügelte Brennen des Feuerelements unendlich anstrengend ist und zwangsläufig nach einiger Zeit in eine körperliche und seelische Erschöpfung mündet. Tritt also **Freude** ungezügelt auf, ist es vor allem wichtig, sich zu erden und zu verwurzeln, also die Niere zu stärken. Dabei kann der Gang in die Natur, der barfüßige Kontakt mit dem Waldboden, dem Feld oder der Erde schon helfen, sich zu kühlen. Wasser kann helfen, schwimmen, im Wasser gehen, (kühl) duschen, bewusst die Ruhe suchen, Stille, in der Natur meditieren, den Kontakt und die Ruhe von Tieren erleben und diese beobachten. Auch können Sport und Bewegung durch dic Entspannung des Hun eine Beruhigung des Shen verursachen. Sport, sportliche Ziele und der Ehrgeiz, etwas im Leben, in der Freizeit, bei den verschiedensten Tätigkeiten zu erreichen, stärkt die Willenskraft, den Geist Zhi, und balanciert damit den Shen.

Grübeln und sich Sorgen machen

Wenn der Yi geschwächt ist, die **Sorge** dominiert und man immer wieder ins **Grübeln** abrutscht, wenn das Denken nicht unter Kontrolle ist, sondern Sie kontrolliert, dann nähren Sie Ihre Mitte durch Stärkung des Shen. Dies geschieht durch Stärkung der Lebensfreude, die kleinen Freuden des täglichen Lebens wie ein Gespräch mit einer Freundin bei einer Tasse Tee, einen Spaziergang im Sonnenschein, das Lesen in einem spannenden Buch oder das Blättern in einem Comic oder einer Illustrierten. Freuen Sie sich bewusst über diese kleinen Dinge. Lassen Sie die Freude zu. Ein lieber Freund ist mittlerweile 83 Jahre alt und er sagt, er hat so alt werden müssen, um sich über Kleinigkeiten wie ein einfaches Mahl, eine Suppe oder ein paar nette Worte mit der Nachbarin freuen zu können ... Oft sind wir im Leben einfach zu beschäftigt oder einfach zu „wichtig", um das „Banale" und Alltägliche zu sehen und zu schätzen. Wie ein „Hans Guckindieluft" starren wir nach oben, zu fernen Zielen, und verlieren dadurch den Kontakt zum Boden und zu unseren eigenen Gefühlen, verlieren uns in unseren Gedanken und finden uns plötzlich in einem Haufen Sorgen wieder. Der Weg aus dem Labyrinth unserer Gedanken und verworrenen Gefühle ist oft der einfachste, und der geht über einfache Freuden und einfache Tätigkeiten. Das kann auch das Putzen der Toilette sein oder Staubsaugen, wenn Sie zu 100 Prozent mit Ihren Gedanken bei der Tätigkeit bleiben. Denken Sie nicht mehr als das, was Sie gerade tun, und die kompliziertesten Gedanken werden einfach, verwirrende Gefühle entwirren sich. Schuhe putzen, ein Puzzle legen, ein Kreuzworträtsel lösen, stricken, häkeln, kochen oder Wände streichen. Die Mitte sucht die Konstanz, die Beständigkeit, die Stabilität, und wenn sie es nicht von sich aus kann, geben Sie ihr dies. So nähren Sie die Mitte.

Wut und Triebe bringen Kraft

Unter Kontrolle bekommen Sie den Yi über den Hun. Was macht Sie wütend und reißt Sie so richtig aus Ihrer geistigen Starre? Bei welchem Gedanken erleben Sie die unbändige Kraft des Zorns, und was können Sie dann tun, um in die Gänge zu kommen? Der Hun beinhaltet auch die sexuelle Kraft, die sexuelle Anziehung, die Erotik und den Drang nach einer Partnerschaft. Vielleicht kann Sie das aus Ihrem Grübeln reißen: der Wunsch nach körperlicher Nähe, nach Erotik und die Erkenntnis, sich für andere attraktiv zu machen, körperlich und geistig, die Aussicht, jemandem zu begegnen, der einen anziehend findet. Denken Sie an all die Tiere in der Natur, an das Balzverhalten von Männchen, um Weibchen zu gefallen. Die Hormone sind der primäre Antrieb, um zu gefallen und sich schließlich fortpflanzen zu können. Auch das ist der Hun, der Sie aus der Lethargie Ihrer Mitte reißen kann …

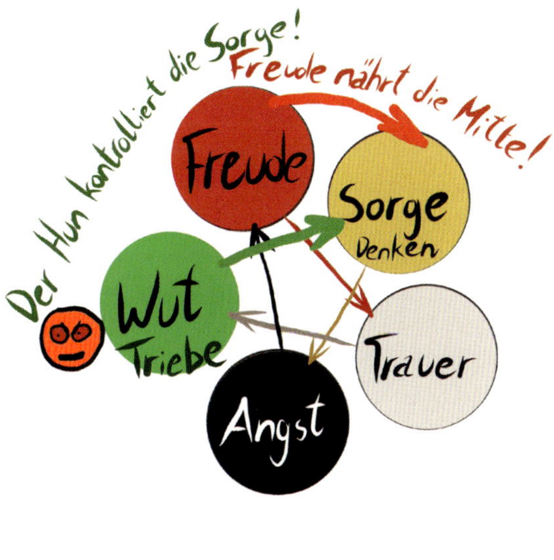

Trauer und Melancholie

Ist der **Po** geschwächt, so übernehmen **Traurigkeit, Melancholie** und **Trauer** das Ruder Ihrer Gefühle. Der Geist Yi der Mitte stärkt und nährt den Po. Yi steht auch für die Kraft des Denkens, für das gedankliche Erfassen von Zusammenhängen und für das überlegte Analysieren von Problemen. Wenn es um die Trauer geht, können Sie das Denken nutzen, zum Beispiel im Rahmen einer Psychotherapie, um ihre Ursache zu verstehen und aufzulösen. Oft ist es ein kindliches Trauma, das quasi als Unverdautes in Ihrer Psyche herumliegt und den glatten Fluss des Qi blockiert. Verstehen Sie die Zusammenhänge, können Sie die Ursache Ihrer Trauer erkennen, als nun verstehender Erwachsener darüber trauern und es dann loslassen. Sie verdauen und das zuvor Unverdaute verschwindet. Ich erhalte als TCM-Arzt immer wieder Zuweisungen von Psychotherapeutinnen und Osteopathen, welche einer Patientin oder einem Patienten gut helfen können, aber dann an einem Punkt stecken bleiben. Bei mir erhält diese Patientin oder dieser Patient meist eine Kräutermischung gegen Schleim, gegen schwer Verdauliches, die Blockade löst sich dann in Geist und Körper und auf einmal geht es wieder gut weiter in der Psychotherapie oder in der osteopathischen Behandlung …

Wenn die Trauer auf ein großes Verlusterlebnis zurückzuführen ist, wie der Tod eines geliebten Menschen, kann Ihnen der Yi auch helfen: Oft braucht es einige Zeit der Stille und des Verdrängens, gerade wenn der Schmerz noch sehr groß ist, aber dann kann das Denken an all die guten Erlebnisse mit dem Verstorbenen schön langsam den Raum des Kummers einnehmen und der Freude in der Erinnerung Platz machen, all das Schöne mit der Person erlebt zu haben. Auch kann eine Trauergruppe helfen, wenn man sieht und bespricht, wie es anderen mit dem Umgang der Trauer geht. Trauer braucht Zeit, oft viele Monate. Und diese Zeit sollte man sich unbedingt geben und in dieser Zeit die Mitte gut nähren.

Wenn die Trauer ihren Weg nach außen findet, beginnt man zu weinen. In der Chinesischen Medizin sind die Tränen die Säfte der Leber, die sich lösen wie Wut, die sich in Wasser auflöst. Beim Weinen atmet man unendlich tief aus, verweilt im Schluchzen oft lange in der Atemleere am Ende der Ausatmung, was dabei hilft, Traumata, Schmerzen, Verdrängtes und Trauriges loszulassen. Das Weinen ist oft das Zeichen, dass man nun beginnt, loszulassen. Nach dem Loslassen kann die Freude wieder Platz greifen.

Der Kontrollzyklus lehrt uns, dass der Shen den Po kontrolliert, dass die Freude die Trauer unter Kontrolle bekommt. Man muss sie nur zulassen können. Auch hier können die kleinen Freuden des Alltags, bewusst erlebt, wieder Sonne ins Gemüt zaubern: ein Stück Schokolade, vor allem, wenn man sich diese nur am Wochenende gönnt, ein lustiger Film im Fernsehen, der Besuch eines Kabaretts, ein Abendessen bei Kerzenschein, ein heißes Bad mit entspannender Musik, ein Besuch bei Freunden, die man jahrelang nicht mehr gesehen hat, das Besteigen eines Berges, das Gehen auf einem Pilgerweg. Gerade die letzten beiden Vorschläge können helfen, wieder ein Ziel vor Augen zu haben und etwas zu schaffen, wovon man geglaubt hat, es nie schaffen zu können. Dafür braucht es vielleicht einen längeren Urlaub, den Sie sich sonst nie genommen hätten. Wenn es Ihre Seele **jetzt** verlangt, dann nehmen Sie sich **jetzt** die Auszeit! Steigen Sie für eine bestimmte Zeit aus, aus dem Alltag, dem Job, der Beziehung, und wandern Sie, gehen Sie oder fahren Sie, mit dem Motorrad zum Nordkap zum Beispiel. Die Zeit für solche Dinge ist **jetzt**.

Sehen Sie nicht zu lange zu,
wenn es Ihnen seelisch schlecht geht!

Man gewöhnt sich mit der Zeit an alles und irgendwann kennen Sie keinen anderen Seelenzustand mehr. Worauf wollen Sie also warten?

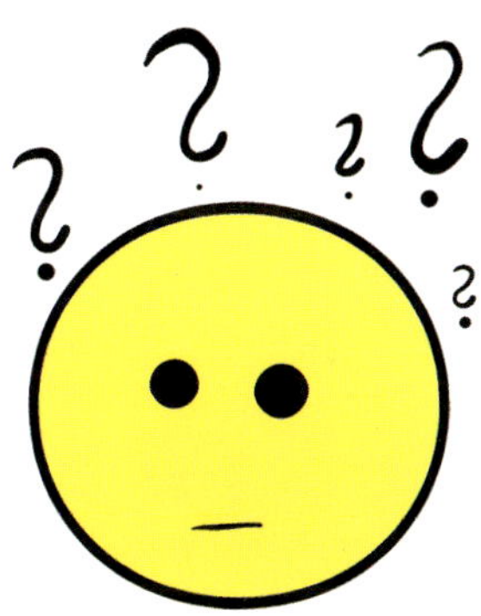

Angst geht an die Nieren

Ist der **Zhi** geschwächt, dann dominieren Angst und Schreckhaftigkeit Ihren Alltag. Der Ausspruch „Hab keine Angst!“ beschreibt den Kontrollzyklus, in dem der Geist der Mitte, Yi, den Geist der Niere, Zhi, kontrolliert. Ist Ihr Denken stark, können Ihre Gedanken auch die Niere überzeugen, dass es keinen Grund für Angst gibt. Also: Stärken Sie Ihre Mitte! Trainieren Sie Ihren Geist, nutzen Sie die in Worte gefasste Weisheit anderer, um sich selbst in geistige Höhenflüge zu begeben. Denken kann so Spaß machen und Sie von Ihrer Angst wegbringen.

Im Schreck erstarrt man in der Einatmung, in der Angst vergisst man überhaupt zu atmen. „Die Lunge nährt die Niere“, der Atem löst die Angst. Atemübungen, wie man sie in Yoga, Qigong, beim Kampfsport oder beim Singtraining lernt, können bei der Angst wahre Wunder bewirken. Warum nicht jetzt Singen lernen, sich einem Chor anschließen, mit anderen gemeinsam musizieren? Sie überwinden dadurch vielleicht einige Ihrer Ängste, erhalten gleichzeitig ein gesundes Atemtraining, und das Ganze mit Spaß und in Gemeinschaft. Warum nicht ein Blasinstrument lernen? Da müssen Sie auf jeden Fall richtig atmen. Wenn Sie außerdem ein Blechblasinstrument wählen, verschaffen Sie sich auf jeden Fall Gehör.

Wird Ihr Zhi wieder kräftig, dann stärken Sie die Mutter des Hun und bekommen so Ihre Wut, Ihren Zorn unter Kontrolle. Damit sind wir wieder am Anfang unserer fünf Elemente.

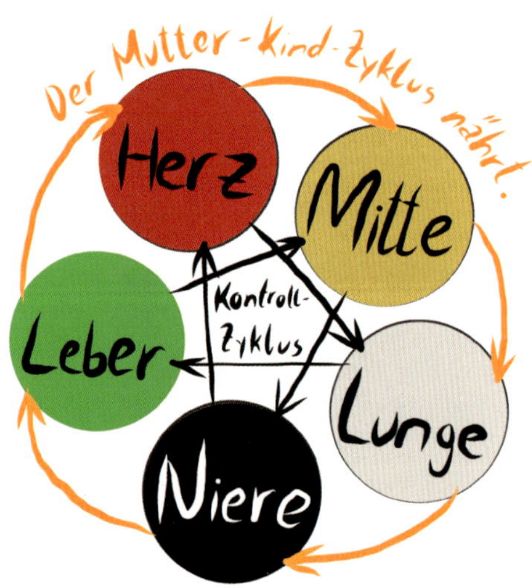

Machen Sie Ihre eigenen Erfahrungen und Beobachtungen mit Ihren Gefühlen! Gefühle sind die Wegweiser auf dieser Welt. Sie zeigen uns und Ihnen, wo wir hinwollen, was wir erreichen wollen, was wir brauchen und was nicht. Verstehen Sie die Sprache der Gefühle, dann verstehen Sie die Sprache Ihres Körpers. Und merken Sie sich, was Sie aus Ihrem belastenden Gefühl herausreißt. Tatsächlich sind die effektivsten Dinge oft die einfachsten. Aber dazu habe ich auch einen Spruch:

Einfache Dinge sind einfach, aber täglich!

Bisher haben wir über Ihre **Hausaufgaben** gesprochen, die Sie zu erledigen haben: Ernährung und Stressabbau. Für die Behandlung und Beruhigung der Geister braucht es dann oft noch ein bisschen Medizin ...

Qi-Mangel

Kälte Feuchtigkeit

Trockenheit Wind

Hitze & Sommerhitze

Depression

THERAPIE-FORMEN *aus* WEST UND OST

WESTLICHE THERAPIEN, MEDIKAMENTE UND KRÄUTER BEI DEPRESSION

Die westliche Therapie der Depression steht auf zwei Beinen: **Psychotherapie sowie medikamentöse Therapie mit Antidepressiva, also „Gegenmittel zur Depression".**

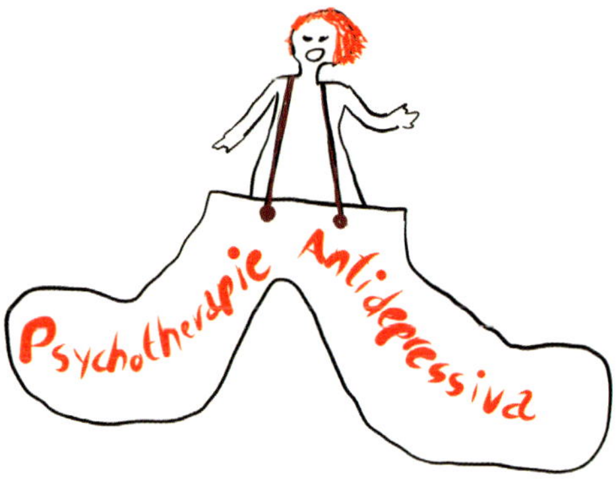

Medikamentöse Therapie

Antidepressiva nutzen die Beobachtung, dass bei Depression die Botenstoffe im Gehirn, die sogenannten Neurotransmitter, verändert sind. So zum Beispiel steht dem depressiven Gehirn weniger Serotonin, Noradrenalin und teilweise auch Dopamin zur Verfügung. Die neueste und heute am häufigsten eingesetzte Klasse der Antidepressiva **sind die selektiven Serotonin-Wiederaufnahmehemmer (SSRI,** wie Cipralex®, Flux® oder Seroxat®). Durch die Wiederaufnahmehemmung des Serotonins an den Synapsen, den Verbindungen zwischen zwei Nerven, steht im Spalt der Synapsen mehr Serotonin zur Verfügung, sodass die Signalübertragen zwischen den Nerven schneller funktioniert.

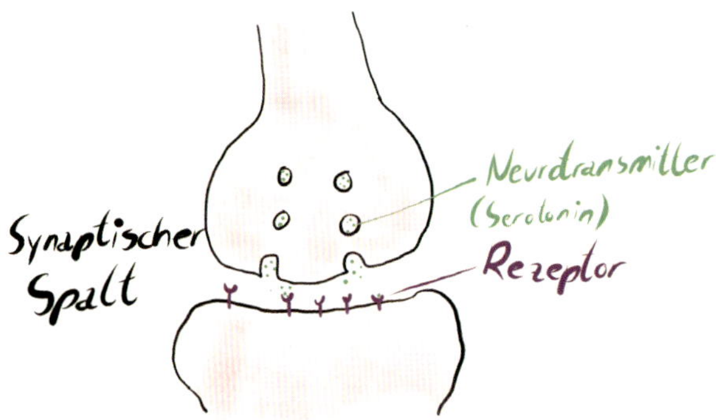

Eine Substanz aus der gleichnamigen Gruppe hat sich in Kombination zum Beispiel mit Cipralex® bewährt: Trazodonhydrochlorid (Trittico®), zumal es neben der antidepressiven Wirkung noch schlaffördernd wirkt und damit die häufige Kombination „Depression plus Schlafstörung" behandelt.

Daneben gibt es noch andere Substanzgruppen wie die trizyklischen Antidepressiva (wie Saroten® oder Anafranil®) oder die MAO-(Monoaminoxidase-)Hemmer (wie Xadago® oder Aurorix®), die dann einzeln oder in Kombination zum Einsatz kommen, wenn die SSRI keine Wirkung zeigen.

Psychotherapie

Die Psychotherapie verfolgt mehrere Ansätze. Einerseits möchte sie alte Traumata, zumeist aus der Kindheit, aufdecken und dem Patienten damit die Möglichkeit geben, diese aufzulösen (Psychoanalyse). Andererseits möchte sie im Gespräch herausfinden, was dem jeweiligen Patienten helfen kann, um schwere Lebenssituationen zu bewältigen (Gesprächspsychotherapie), dem Leben des Patienten wieder einen Sinn geben (Logotherapie) oder im Rahmen einer Verhaltenstherapie falsch antrainierte Verhaltensmuster auflösen (Verhaltenstherapie).

Je nach Schweregrad einer Depression wird entweder nur eine **Psychotherapie** durchgeführt oder diese mit **Medikamenten** kombiniert. Die Erfolgsaussicht von Psychotherapie und Antidepressiva ist dabei laut aktueller Studien in etwa gleich. Alternativ zu den synthetischen Antidepressiva kann auch **Johanniskraut** verwendet werden, das von seiner Wirkung her mit den modernen SSRI vergleichbar ist, dafür aber zumeist eine Dosierung von etwa einem Gramm pro Tag als Extrakt benötigt.

Dies ist der konventionelle Weg, wie die Depression bei uns im Westen behandelt wird.

Westliche Kräuter bei Depression

Wenn eine Depression erstmalig auftritt, ist es auf jeden Fall sinnvoll, auch einmal eine **Blutabnahme mit anschließender Blutanalyse** durchführen zu lassen. Viele Mängel, Eisenmangel, Vitamin-D-Mangel, Vitamin-B12-Mangel, aber auch die Schilddrüsenunterfunktion und ein schlechtes rotes Blutbild treten gehäuft bei Depressionen auf, was der müden Mitte in der Chinesischen Medizin entspricht. Im Blut kann man weiters erhöhte Stresshormone als Zeichen von körperlichem Stress nachweisen, was unserer chinesischen Qi-Stagnation entspricht. Darüber hinaus lässt sich ein verminderter Cortisolspiegel bei Burn-out nachweisen, was chinesisch unserer Nierenschwäche entspricht. Vermehrte Entzündungsparameter wie erhöhtes CRP, eine erhöhte Blutsenkungsgeschwindigkeit, vermehrte weiße Blutkörperchen (Leukozyten), erhöhte Rheumafaktoren, vermehrte Autoantikörper wiederum entsprechen chinesisch Hitze und feuchter Hitze. Ebenso zeigt sich ein verminderter Serotoninspiegel im Blut, was auf einen niedrigen Serotoninspiegel im Gehirn schließen lässt. Der westliche Zugang ist es dann, jene Parameter, die man als zu niedrig erkannt hat, aufzufüllen und für jene Parameter, die zu hoch waren, etwas Entzündungshemmendes oder Dämpfendes zu geben.

Dieser Ansatz ist sinnvoll, wichtig und richtig, um den Körper einmal wirklich in seine Mitte zu bringen.

Damit es aber so bleibt, ist es wichtig, wie Sie Ihr weiteres Leben gestalten. Es zählt, wie ernst Sie Ihre Hausaufgaben nehmen, ob Sie sie machen („lieb sein zur Mitte", Bewegung, Psychotherapie und Co.) und wie gut Sie sich zum Beispiel mit chinesischen Kräutern nähren.

Manchmal macht man alles richtig, ist aber trotzdem depressiv. Dann kann man, westlich gedacht, dem Gehirn helfen, mehr Serotonin und damit mehr gute Stimmung zur Verfügung zu haben. Das geht mit den pharmazeutischen Medikamenten wie den Serotonin-Aufnahmehemmern, aber es geht auch mit **Johanniskraut**.

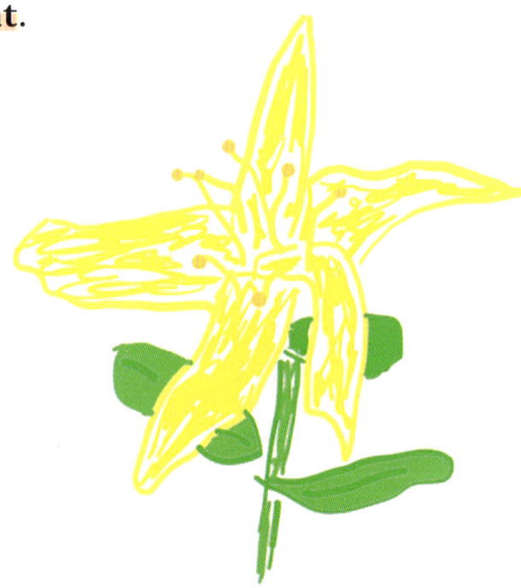

Johanniskraut hat eine wunderbare antidepressive Wirkung. Dabei wirkt es im Gehirn wie synthetische Serotonin-Antagonisten: Es hebt den Serotoninspiegel im Blut. Bei depressiver Verstimmtheit sind auch Johanniskrautkapseln, mit einer Dosis von 450 mg Extrakt pro Kapsel, in einer Tagesdosis von 450 mg bis 900 mg sehr zu empfehlen. Bitte wenden Sie Johanniskraut nicht während einer Chemotherapie oder Strahlentherapie an! Abgesehen von diesen beiden Therapien können Sie Johanniskraut bedenkenlos anwenden. Die oft propagierte Phototoxizität (Hautausschläge unter Sonnenlichteinwirkung) tritt nur auf, wenn man Johanniskrautöl auf die Haut aufträgt und sich dann in die Sonne setzt. Bei innerer Anwendung treten diese Hautentzündungen nicht auf. Johanniskraut und auch weitere westliche Kräuter kann man als Kräutertees zu sich nehmen.

Folgende Mischungen entstammen dem Österreichischen Arzneibuch von 2015. Da ich viel Erfahrung und sehr gute Erfolge mit diesen Mischungen gemacht habe, möchte ich sie Ihnen auch in diesem Buch nicht vorenthalten.

Die Zahlen neben den Kräutern sind Angaben für den Apotheker und zeigen, welche Siebgröße für den Zerkleinerungsgrad zu verwenden ist. Zum Beispiel bedeutet „11200" eine Maschenweite von 11,2 mm, was dem Zerkleinerungsgrad „grob geschnitten" entspricht, „180" **wäre dann eine Maschenweite von 180 Mikrometern** und der feinste Zerkleinerungsgrad mit dem Namen „fein gepulvert".

Bitte verwenden Sie Kräuter aus der Apotheke und nicht selbstgepflückte, außer Sie haben viel Erfahrung mit den Kräutern und sie stammen aus Ihrem Garten. Bei den Kräutern aus der Apotheke haben Sie die Garantie der korrekten Inhaltsstoffmenge und des Fehlens von Giftstoffen.

Den Tee können Sie folgendermaßen anwenden: Nehmen Sie jeweils einen gehäuften Teelöffel für eine Tasse, gießen Sie diesen mit kochendem Wasser auf und lassen Sie ihn etwa zehn Minuten ziehen. Trinken Sie den Tee warm, zum Beispiel zwei- bis viermal täglich eine Tasse.

BERUHIGENDER TEE 1 (Species sedativae I)

Melissenblätter (11200)	10 g
Pfefferminzblätter	10 g
Bitterorangenblüten (11200)	10 g
Bitterorangenschale (5600)	10 g
Baldrianwurzel (5600)	60 g

Chinesisch ist dies eine Mischung, welche den Shen beruhigt (Melisse), das Yang kühlt (Pfefferminze) und das Magen-Yin nährt (Melisse), das Qi oberflächlich und in der Tiefe bewegt (Bitterorange) und das Herzblut aufbaut (Baldrian).

BERUHIGENDER TEE 2 (Species sedativae II)

Hopfenzapfen	40 g
Melissenblätter (11200)	50 g
Lavendelblüten (5600)	10 g

Der Hopfen kühlt Herz-Hitze, Melisse und Lavendel beruhigen den Shen und Melisse nährt das Yin.

BERUHIGENDER TEE 3 (Species sedativae III)

Melissenblätter (11200)	40 g
Passionsblumenkraut (11200)	30 g
Kamillenblüten	20 g
Orangenblüten	10 g

Aus chinesischer Sicht beruhigen Melisse und Passionsblume den Shen, Melisse baut zusätzlich das Yin auf, Kamille und Orangenblüte entspannen die Leber. Diese Mischung ist schon rein optisch eine Entspannung. Sie schmeckt auch wunderbar und ist daher für Kinder besonders geeignet.

BERUHIGENDER TEE 4 (Species sedativae IV)

Johanniskraut (11200)	50 g
Melissenblätter (11200)	40 g
Orangenblüten	10 g

Johanniskraut nährt das Herz-Blut, Melisse nährt das Yin im oberen Erwärmer und die Orangenblüten beruhigen den Geist und lösen Spannung.

Westliche Kräuter zur Stärkung der Mitte

Gerade wenn es um psychosomatische Störungen mit Beschwerden im Magen-Darm-Trakt geht, können westliche Kräuter gut helfen und die Mitte aufbauen. Jeder, der unter Magen-Darm-Beschwerden leidet, weiß, wie sehr das auf das Gemüt drückt und Ursache einer Depression sein kann. Umgekehrt kann die Depression auch Ursache von eben diesen Beschwerden sein.

Westliche Bitterkräuter werden verwendet, um den Appetit und die Verdauung anzuregen, in der Chinesischen Medizin verwenden wir sie, um Hitze und feuchte Hitze auszuleiten.

Bei den westlichen Kräutern orientiere ich mich mehr an den Symptomen als an der chinesischen Diagnostik von Puls und Zunge.

Bei Appetitlosigkeit

APPETITANREGENDER TEE 1 (Species stomachicae I)

Wermutkraut (11200)	20 g
Kalmuswurzel (5600)	40 g
Ingwerwurzel (5600)	30 g
Rosmarinblatt (11200)	10 g

Aus chinesischer Sicht handelt es sich um vier wärmende Kräuter, die Kälte aus dem Magen vertreiben und mit dem bitteren Wermut ableiten.

APPETITANREGENDER TEE 2 (Species stomachicae II)

Wermutkraut (11200)	20 g
Angelikawurzel (11200)	40 g
Bitterorangenschale (5600)	20 g
Kondurangorinde (5600)	20 g

Aus chinesischer Sicht ist Wermut bitter und warm, Angelika stärkt das Qi, die Bitterorangenschale kühlt und entspannt die Leber, Kondurango, eine südamerikanische Heilpflanze, bewegt das Magen-Qi und lindert Übelkeit und Erbrechen.

APPETITANREGENDER TEE 3 (Species stomachicae III)

Bitterorangenschale (5600)	30 g
Schafgarbenkraut (11200)	30 g
Ingwerwurzel (5600)	30 g
Andornkraut (11200)	10 g

Aus chinesischer Sicht bewegt die Bitterorange das Qi im Magen, die Schafgarbe beseitigt Hitze und Feuer, Ingwer wärmt den Magen und regt die Verdauung an, Andorn ist bitter und leitet Toxine ab.

Die ersten beiden Tees sind durch Verwendung von Wermut ziemlich bitter. Der dritte Tee ist durch die Einbeziehung der Ingwerwurzel als Magenanregung und Verdauungsaktivator schon fast chinesisch und die Mischung schmeckt sehr angenehm.

Bei Appetitlosigkeit kann man auch Hanföl oder CBD-Tropfen verwenden. Blütenpollen, zum Beispiel 3 Esslöffel in etwas Joghurt oder Wasser gelöst, unterstützen die Eiweißzufuhr und beugen der Gewichtsabnahme vor. 3 Esslöffel Blütenpollen haben so viele essenzielle Aminosäuren wie ein Kilogramm Fleisch!

Bei Verstopfung

Hierbei finden wir im Arzneibuch nur zwei sehr wirksame Mischungen, die als Notlösung für wirklich schwere Verstopfung verwendet werden sollen. Diese Tees sind nicht als Dauertherapie zu empfehlen, da sich der Darm an die Wirkstoffe der Sennesblätter und des Magnesiumsulfats gewöhnt und nach Wochen der Anwendung noch träger wird. Akut sind es hingegen wunderbare Mischungen.

ABFÜHRENDER TEE (Species laxantes)

Sennesblätter (5600)	50 g
Holunderblüten	20 g
Kamillenblüten	5 g
Bitterer Fenchel (zerstoßen)	15 g
Kaliumnatriumtartrat-Tetrahydrat	6 g
Weinsäure	4 g
Gereinigtes Wasser	8 g

Anwendung: 15 g Sennesblätter werden zunächst mit der Lösung von Kaliumnatriumtartrat-Tetrahydrat in 6 g warmem gereinigtem Wasser und nach einer Stunde mit der Lösung der Weinsäure in 2 g warmem gereinigtem Wasser gleichmäßig durchfeuchtet. Nach dem Trocknen bei 30° C bis 40° C mischt man den Rest der Sennesblätter und die übrigen Bestandteile hinzu.

Wirkung aus chinesischer Sicht: Sennesblätter wirken abführend und lösen Qi-Stagnation im Dickdarm, Holunderblüten aktivieren den Harnfluss und leiten aus, Kamille bewegt das Qi und kühlt die Leber, bitterer Fenchel nährt das Qi und leitet aus, Kaliumnatriumtartrat-Tetrahydrat, das Salz der Weinsäure, ist ein kühlendes, leicht abführendes Salz, Weinsäure, welche natürlicherweise in Wein und Weintrauben vorkommt, wirkt als Antioxidans und natürliches Konservierungsmittel. Aus chinesischer Sicht kann man die Mischung einsetzen, um Toxine, Hitze und Giftstoffe über den Darm aus dem Körper abzuleiten.

Dies ist eine verlässliche, abführende sowie traditionelle Teerezeptur mit relativ hohem Herstellungsaufwand. Trinken Sie morgens und abends eine Tasse davon, wenden Sie den Tee aber nicht länger als zwei Wochen an, um Ihren Darm nicht daran zu gewöhnen.

MAIKURTEE (Species maiales)

Faulbaumrinde (5600)	45 g
Sennesblätter (5600)	45 g
Kamillenblüten	3 g
Bitterer Fenchel (zerstoßen)	2 g
Magnesiumsulfat-Heptahydrat	5 g

Dies ist eine gut bewährte traditionelle Formel zum Abführen. Trinken Sie morgens und abends eine Tasse davon, wenden Sie den Tee aber nicht länger als zwei Wochen an, um Ihren Darm nicht daran zu gewöhnen.

Sehr sinnvoll ist die Anwendung von sogenannten „**Schleimkräutern**" bei Verstopfung. Dabei meint die westliche Phytotherapie unter **Schleim** etwas ganz anderes als wir in der Chinesischen Medizin. Schleim westlich bezieht sich auf die **Schleimhaut**. Diese bildet einen Mucopolysaccharid-Film an der Oberfläche, welcher unter anderem als Schutz vor Austrocknung dient. Schleimstoffe aus westlichen Pflanzen helfen, die Schleimhäute der Lunge und des Darms zu befeuchten und sie dadurch vor Austrocknung zu schützen. Im Darm hilft das, den Stuhl „durchrutschen zu lassen". Dafür verwenden Sie **Leinsamen** oder **Leinsamenöl, Flohsamenschalen**, welche Sie am besten mit reichlich Flüssigkeit (sonst verstopfen sie) aufquellen lassen und dann zu sich nehmen. Sie können auch die heimische Schleimwurzel, die **Eibischwurzel**, verwenden. Nehmen Sie 1 bis 3 Teelöffel (1 Teelöffel ist hier in etwa 3 Gramm) fein geschnittene Droge, setzen Sie diese mit kaltem Wasser an und lassen Sie sie bei Raumtemperatur 30 Minuten stehen, vergessen Sie nicht, öfter umzurühren! Filtern Sie die Droge anschließend durch ein Teesieb oder ein feines Tuch. Eine solche Portion können Sie mehrmals täglich zu sich nehmen.

Bei Durchfall

In diesem Fall können **Flohsamenschalen** und **Heilerde** sehr hilfreich sein. Flohsamenschalen müssen geschrotet sein (Leinsamen übrigens nicht). Bei **Verstopfung** nimmt man zwei Teelöffel auf 250 ml Wasser zweimal täglich zu sich, bei **Durchfall** nimmt man die 2 Teelöffel Flohsamenschalen direkt in den Mund und schluckt sie mit einem Schluck Wasser hinunter. Hafer könnte man übrigens auch schroten und mit Wasser trinken. Das funktioniert genauso.

Wichtig ist auch der Aufbau des Mikrobioms, also der Darmflora. Handelsübliche Präparate wie Omnibiotic®, Omniflora® oder Bioflorin® können hier Abhilfe verschaffen. Wichtig ist, dass die Präparate **eingekapselt** sind. Nur so kommen die Bakterien auch unbeschadet im Darm an. Weiters helfen **getrocknete Schwarzbeeren, Blutwurz,** der **Brottrunk**, ein probiotisches Nahrungsmittel und die klassische **Karottensuppe nach Moro**. Diese wird ausschließlich aus Karotten, Wasser und Salz hergestellt.

Ein sehr gesundes und schmackhaftes Mittel gegen Durchfall ist **hochprozentige Schokolade** (ab 70 Prozent Kakaoanteil). Abgesehen davon, dass Kakao einen hohen Anteil an krebshemmenden Polyphenolen enthält, stopft der Kakao in der Schokolade. Chinesisch kühlt Kakao und befeuchtet. Das sind Eigenschaften, die auch während einer Chemotherapie hilfreich und schützend sind. **Purer, 100%-iger Kakao** kann auch zur Desinfektion und Kühlung der Mundschleimhäute verwendet werden: Ein gehäufter Teelöffel Kakao auf ein Achtelliter warmes Wasser, gut umrühren (löst sich schlecht, da kein Fett dabei ist), ein bis zwei Minuten mit einem großen Schluck gurgeln und den Mund spülen, dann ausspucken und den Rest hinunterschlucken. Kakao kühlt Magen-Hitze, welche chinesisch meist der Grund für Entzündungen und Aphten im Mund ist. Sie können abends nach dem Zähneputzen mit Kakao spülen, damit der Kakao in aller Ruhe über Nacht wirken kann. Kakao desinfiziert auch sehr gut. Schädlich für die Zähne ist ja nur der Zucker, falls er dem Kakao beigemengt ist.

Zur Entgiftung

Bitterkräuter leiten Toxine und Giftstoffe aus, indem sie die Verdauungstätigkeit in Magen und Darm anregen, die Enzyme in der Leber aktivieren und den Gallenfluss in Schwung bringen. Außerdem reinigen sie die Harnwege. Bittertees werden gerne auch als „Leber- oder Gallenblasentees" bezeichnet. Wer den bitteren Geschmack liebt und braucht, ist hier richtig!

BITTERTEE (Species amaricantes)

Wermutkraut (11200)	20 g
Tausendguldenkraut (11200)	20 g
Bitterorangenschale (5600)	20 g
Bitterkleeblätter (11200)	10 g
Kalmuswurzelstock (11200)	10 g
Enzianwurzel (11200)	10 g
Zimtrinde (5600)	10 g

Hier schreibt man bitter wohl mit 5 „t". Spannend ist diese Kombination auch, weil wir in der Chinesischen Medizin bei bitteren kalten Kräutern immer Zimt dazu geben, um den Darm zu wärmen und die Darmbakterien zu schützen. Das wird hier westlich genauso gemacht! Dies ist eine stark absenkende, stark beruhigende, desinfizierende und entgiftende Mischung, die zur Unterstützung einer Chemotherapie geeignet ist, falls Sie den bitteren Geschmack mögen. Falls nicht, wählen Sie bitte eine andere Mischung!

LÖWENZAHNTEE

Ist es Frühling oder Frühsommer, so können Sie sich einen frischen Löwenzahntee zubereiten, der wunderbar entgiftet und die Leber schützt. Dabei verwenden Sie die Wurzeln und die Blätter. Die Blüten mit den Stängeln brauchen Sie nicht! Befüllen Sie einen mittelgroßen Topf mit der Pflanze und bedecken Sie diese gut mit Wasser, lassen Sie das Ganze etwa 10 Minuten köcheln, seihen Sie es durch ein Sieb ab und trinken Sie die Menge auf ein bis zwei Tage verteilt. Sie können den Tee auch mit Wasser verdünnen, falls Ihnen das Dekokt zu bitter ist.

Falls nicht gerade Frühling ist oder Sie nicht an schöne Löwenzahnpflanzen herankommen, können Sie sich diese auch getrocknet in der Apotheke besorgen. Dann reicht es, diese aufzugießen und zehn Minuten ziehen zu lassen, wie bei den anderen Tees üblich ist.

Der Löwenzahntee ist der ideale Begleiter einer Chemotherapie, falls Sie ihn geschmacklich und vom Magen her vertragen.

Bei Oberbauchbeschwerden

Bei Oberbauchbeschwerden mit Übelkeit, Erbrechen, Völlegefühl, Aufstoßen, Sodbrennen, Brennen hinter dem Brustbein, Blähungen und Dyspepsie, also vorzeitigem Sättigungsgefühl, nehmen Sie folgende Teemischungen:

MAGENTEE BEI DYSPEPSIE 1 (Species stomachicae dyspepsiae I)

Wermutkraut (11200)	10 g
Schafgarbenkraut (11200)	40 g
Pfefferminzblätter (11200)	30 g
Bitterorangenschale (5600)	20 g

Die Bitterstoffe in Wermut und Schafgarbe, zweier klassischer Magenkräuter, lösen Blähungen und verbessern die Verdauung. Außerdem wirken sie ableitend. Die Bitterorange verleiht dem Tee neben ihrer spannungslösenden Wirkung eine aromatische Note. Pfefferminze kühlt, desinfiziert und beseitigt schlechten Geschmack und Mundgeruch.

Pfefferminz-, Zitronen- oder **Lavendelöl** kann die Übelkeit auch gut vertreiben. Sie können sich ein bis zwei Tropfen unter die Nase reiben. Verwenden Sie hierfür aber keine puren ätherischen Öle, sondern in einem Öl verdünnte!

MAGENTEE BEI DYSPEPSIE 2 (Species stomachicae dyspepsiae II)

Angelikawurzel (5600)	40 g
Kalmuswurzel (5600)	20 g
Ingwerwurzel (5600)	20 g
Bitterorangenschale (5600)	20 g

Die hier verwendete westliche Angelikawurzel ist galletreibend und Qi-tonisierend. (Im Gegensatz dazu ist die chinesische Angelikawurzel, Radix Angelicae Sinensis, Blut aufbauend und bewegend). Die Kalmuswurzel ist das Bitterkraut in dieser Mischung, der Ingwer wärmt Magen und Bauch und fördert die Verdauungsleistung und die Bitterorange fügt der Mischung Bitterstoffe und Aroma hinzu.

MAGENTEE BEI SODBRENNEN 1 (Species stomachicae antacidae I)

Kamillenblüten	40 g
Süßholzwurzel (5600)	30 g
Malvenblatt (11200)	10 g
Ringelblumenblüten (11200)	20 g

Kamille, Malve und Ringelblume enthalten Pflanzenschleime, welche die Magenschleimhaut vor dem Säureüberschuss schützen. Kamille und Süßholz wirken zusätzlich entzündungshemmend. Süßholz verleiht dem Tee einen angenehmen Geschmack.

MAGENTEE BEI SODBRENNEN 2 (Species stomachicae antacidae II)

Kamillenblüten	40 g
Malvenblatt	30 g
Anis (zerstoßen)	10 g
Malvenblüten (11200)	20 g

Hier ist es Anis, der dem Tee den angenehmen Geschmack verleiht. Dieser Tee ist auch für Kinder besonders gut geeignet.

MAGENTEE BEI SODBRENNEN 3 (Species stomachicae antacidae III)

Malvenblatt (11200)	30 g
Malvenblüte (11200)	30 g
Süßholzwurzel (5600)	20 g
Ringelblumenblüten (11200)	20 g

Dieser Tee wird ohne Kamille zubereitet, was dem Tee das typische Kamillen-Aroma erspart, das nicht jedermanns Geschmack ist.

Bei Blähungen und Bauchschmerzen

Blähungen sind chinesisch ein sehr wichtiges Symptom. Sie bedeuten, dass man nicht gut verdauen kann, dass der Speisebrei schlecht verdaut bis in den Dickdarm gelangt und dort von den Darmbakterien unter Bildung von Blähgasen verspeist wird. Blähungen sind somit ein typisches Zeichen für eine **müde Mitte**. Daher „kochen" wir auch wunderbare Tees für unsere Mitte und verwenden dazu Küchenkräuter wie Kümmel, Koriander, Ingwer und Fenchel, um die Speisen leichter verdaulich zu machen. Pfefferminze kühlt Hitze im Magen und beseitigt Mundgeruch, Kalmus wirkt als Bitterstofflieferant verdauungs- und appetitanregend, Kamille ist ein klassisches Magenmittel, chinesisch gedacht für „Leber attackiert den Magen", Melisse beruhigt die Mitte und Süßholz stärkt das Qi der Mitte und verleiht den Tees einen angenehmen Geschmack.

WINDTREIBENDER TEE 1 (Species carminativae I)

Pfefferminzblätter (11200)	25 g
Kamillenblüten	25 g
Kalmuswurzelstock (11200)	25 g
Kümmel (zerstoßen)	25 g

WINDTREIBENDER TEE 2 (Species carminativae II)

Kümmel (zerstoßen)	40 g
Kalmuswurzel (5600)	20 g
Kamillenblüten	20 g
Melissenblätter (11200)	20 g

WINDTREIBENDER TEE 3 (Species carminativae III)

Koriander (zerstoßen)	35 g
Kamillenblüten	25 g
Pfefferminzblätter (11200)	10 g
Süßholzwurzel (5600)	10 g
Melissenblätter (11200)	20 g

WINDTREIBENDER TEE 4 (Species carminativae VI)

Fenchel (zerstoßen)	40 g
Kalmuswurzel (5600)	20 g
Pfefferminzblätter (11200)	20 g
Süßholzwurzel (5600)	10 g
Melissenblätter (11200)	10 g

Sie können untertags verschiedene Tees kombinieren. Zusammenschütten bringt nicht viel, da eine westliche Teemischung mit maximal fünf Bestandteilen aus Erfahrung ohnehin schon am Limit der Wirksamkeit ist. Aber Sie können zum Beispiel jeweils einen Magen- oder windtreibenden Tee vor oder zu den Mahlzeiten trinken, untertags einen „Schleimtee", um Ihr Yin zu stärken, und abends einen beruhigenden Tee zu sich nehmen, wenn Sie ein Teetrinker sind oder einer werden wollen ...

Gerade beim Verdauungstrakt können uns westliche Tees eine große Unterstützung sein, auch damit das Essen und chinesische Kräuter besser verdaut werden können. Wir haben nichts von den stärksten Mitteln, wenn sie unser Körper nicht aufnehmen kann, und dafür brauchen wir eine gute Mitte mit einem kräftigen Magen und einer arbeitsbereiten Milz.

GRUNDSÄTZLICHE BEHANDLUNG MIT CHINESISCHER MEDIZIN

In China werden psychische Probleme traditionellerweise mit **wässrigen chinesischen Kräuterdekokten** behandelt. Dabei werden vor allem getrocknete Pflanzenteile ausgekocht und als Tees verabreicht. Der Großteil der chinesischen Literatur über psychische und psychiatrische Erkrankungen ist voll mit Kräuterformeln und medikamentösen Verschreibungen. Doch chinesische Studien zeigen eine deutliche Wirksamkeit von Akupunktur speziell bei psychischen Problemen.

Einzelne chinesische Kliniken behandeln die Psyche ausschließlich mit **Akupunktur**, und das mit hervorragendem Erfolg. Der große Unterschied der Akupunkturbehandlung in China zu jener, die man bei uns für psychische Probleme erhält, ist, dass sie in China **täglich** (manchmal auch zweimal täglich) oder zumindest jeden zweiten Tag durchgeführt wird. Bei uns hat sich die Akupunktur – wahrscheinlich mehr aus organisatorischen Gründen oder aufgrund der Verrechnung – einmal pro Woche durchgesetzt, welche dann von Ihrer Wirkung her nicht ansatzweise mit der in China verglichen werden kann. Ich selbst habe früher, als ich als Arzt noch in einem Angestelltenverhältnis war, Patientinnen und Patienten angeboten, täglich zur Akupunktur zu kommen, wenn es ihnen besonders schlecht ging sowie zum Drogenentzug. Beides war als tägliche Akupunkturform äußerst effektiv und schnell wirksam. Deshalb möchte ich der Akupunktur bei Depression einen großen Bereich in diesem Buch einräumen, da man diese auch ohne Nadeln, als „Soft-Version“, mit Stäbchen, Laser oder den Fingern durchführen kann.

Eines vorweg: Die TCM, die Anwendung der Akupunktur und der chinesischen Kräuter, ist eine komplexe Wissenschaft und gehört in die Hände von Spezialisten. Für eine umfassende Behandlung wenden Sie sich bitte an diese.

Schlecht und falsch angewandt passiert meist nichts Schlimmes, aber es wirkt auch nicht, was dann den Ruf dieser alten, traditionellen Medizinform zerstört. Alle in den Medien aufgetauchten Berichte über Schädigungen von Patientinnen und Patienten durch Akupunktur oder chinesische Kräuter gehen auf Unwissenheit, grob fahrlässige Anwendungsfehler und schlechte und unzureichende Ausbildung zurück. In der westlichen Medizin lassen Sie sich ja auch nicht von Ihrem Automechaniker behandeln, nur weil er so sympathisch ist, oder?

„Gehen Sie zum Schmied, nicht zum Schmiedl!“, lautet ein österreichisches Sprichwort. Über die Ärztekammern, Standesvertretungen und Krankenkassen erhalten Sie Auskunft über TCM-Ärztinnen und -Ärzte, in Deutschland zusätzlich über Heilpraktikerinnen und Heilpraktiker mit fundierter TCM-Aus- und Weiterbildung.

Dass ich Sie mit diesem Buch **trotzdem** zur Selbstanwendung von Akupunktur und chinesischer Kräutereinnahme verleiten möchte, hat mehrere Gründe. Den ersten wissen Sie schon:

- **Keine Ärztin und kein Arzt hat bei uns Zeit, Sie täglich über ein paar Wochen zu akupunktieren.** Aber nur dann bekommen Sie die volle Wirksamkeit einer Akupunktur bei psychischen Problemen. Stellen Sie sich außerdem einmal die Rechnung vor ... Ich werde Sie so zur Akupunktur hinführen, dass Sie diese gefahrlos und auch nadellos anwenden können. **Jeder von uns darf sich selbst behandeln.** Es sollte dann aber so sein, dass es wirklich etwas bringt.

- **Für viele Menschen bei uns ist die Traditionelle Chinesische Medizin etwas Elitäres.** Da die Krankenkassen die Kosten für Leistungen einer TCM-Ärztin oder eines TCM-Arztes nicht tragen, kann (und will) sich das einfach nicht jeder leisten. Tatsächlich schaffen Sie die größte Verbesserung sowieso mit konsequenter Lebensführungsänderung, aber manchmal geben die Kräuter den Ausschlag dafür, dass es Ihnen einfach viel schneller besser geht und dass Sie schneller wieder zu Kräften kommen. Ich versichere Ihnen, dass die Kräutermischungen, die ich Ihnen in diesem Buch empfehle, vollkommen ungefährlich für Sie sind, vorausgesetzt Sie beziehen die Kräuter von einer Apotheke und Sie sind nicht allergisch gegen einen der Bestandteile. Das kann natürlich immer sein, ist bei den chinesischen Kräutern aber sehr unwahrscheinlich, da sie während der Zubereitung bereits mindestens eine Stunde abgekocht wurden, womit zumeist jedes Allergen unschädlich gemacht wurde.

- **Viele Kräutermischungen, die ich Ihnen empfehle, stammen in China ursprünglich aus der Suppenmedizin und sind mehr „Supernahrung" als wirklich Medikamente.** Diese waren und sind in China auch nicht rezept- und arztpflichtig und man wusste einfach zum Beispiel noch von der Großmutter, welche Kräuter man bei welchen Beschwerden einzunehmen hatte. So eine Tradition gibt es bei uns auch mit westlichen Kräutern, aber gerade, wenn es um psychische Probleme geht, sind unsere westlichen Kräuter oft zu schwach, und da ist die Erweiterung des Kräuterspektrums mit chinesischen Kräutern doch eine deutliche Verbesserung für Ihre Beschwerden.

Kräuter

Ich habe in meinem Buch **Die chinesische Hausapotheke**, erschienen 2014 im Goldmann Verlag, die aus meiner persönlichen Erfahrung in meiner TCM-Praxis wichtigsten 25 chinesischen Kräutermischungen angegeben. Diese habe ich an die Bedürfnisse hier im Westen so angepasst, dass sie auch ohne ärztliche Verschreibung über viele Apotheken in Österreich, Deutschland und eine Luxemburger Firma für den gesamteuropäischen Versand erhältlich sind. Dabei stelle ich den Apotheken dieses Wissen frei zur Verfügung und bin weder finanziell beteiligt noch aus anderen Interessen bevorteilt. Mein Anliegen ist es, wichtige Medizin, in diesem Falle chinesische Kräutermischungen, für alle Interessierten verfügbar zu machen. Das Buch „Die chinesische Hausapotheke" hat damit die Serie der W-Mischungen („W" im doppelten Sinne, nämlich für „Westen" oder „Weidinger") begründet, welche mittlerweile Basis einer Reihe anderer Bücher darstellt. Die W-Mischungen werden auch gerne von Ärzten als Basis ihrer an die Patienten angepassten Rezepturen verwendet.

Als Darreichungsform für die W-Mischungen verwenden wir Granulate, da sie aus hygienischen, lager- sowie transporttechnischen Gründen sicherer sind als Rohdrogen. **Granulate** sind von der Herstellung her abgekochte Kräuter, denen man eine Pflanzenstärke, meist Maisstärke, beifügt, damit sie die Konsistenz eines Pulvers erhalten. Sie selbst müssen das Granulat dann nur noch in heißem Wasser auflösen und trinken. Idealerweise fügt man diesem Getränk dann noch ein bisschen geriebenen frischen Ingwer – falls man diesen verträgt – bei, um die Kräuter leichter verdaulich zu machen. Alle weiteren Informationen, inklusive aller W-Mischungen zum „Hinüberziehen" (copy-and-paste) am Computer, Dosierung und Art der Verabreichung, Vorsichtsmaßnahmen, Listen der verwendeten Kräuter sowie einer Liste aller Apotheken, welche die W-Mischungen rezeptfrei abgeben, finden Sie unter **www.georgweidinger.com.** Die Informationen dienen auch für all jene Apotheken, welche selbst die W-Mischungen mischen und anbieten wollen.

Wichtig ist, dass Sie chinesische Kräuter nur über Apotheken beziehen.

Natürlich bekommt man diese über das Internet oder andere zweifelhafte Quellen viel billiger. Aber diese Kräuter sind zumeist nicht auf Insektizide, Pestizide, Schwermetalle und Radioaktivität getestet. Die Apotheke garantiert Ihnen, dass die ausgegebenen Kräuter eben auf genau das getestet sind und übernimmt dafür auch die Verantwortung. Chinesische Kräuter sind Medikamente. Andere Medikamente schlucken Sie ja auch nicht einfach hinunter, wenn Sie nicht wissen, woher diese stammen und was da genau drinnen ist ...

Prinzipiell wird jede chinesische Therapie quasi als Maßanzug an den jeweiligen Patienten oder die jeweilige Patientin angepasst. Darum kann ich Ihnen nicht **die** antidepressive chinesische Kräutermischung anbieten. Das, was bei dem einen gegen die Depression wirkt, hilft bei der anderen gar nicht. Der Körper wird sich nur genau das nehmen, was er brauchen kann, und der Rest wird dann wieder ausgeschieden. Um Ihnen verständlich zu machen, wie die Chinesische Medizin wirkt und was für Sie am besten wäre, gehen wir in dem Kapitel „Chinesische Kräuter bei Depression“ (siehe Seite 104) noch ein bisschen weiter in die Tiefe.

Akupunktur

Akupunktur ist als Teilbereich der Traditionellen Chinesischen Medizin jene Therapie, bei der Nadeln verwendet werden, die an bestimmten Stellen des Körpers in die Haut und teilweise auch in die Muskulatur gestochen werden, um einen körperlichen und psychischen Effekt zu erzielen.

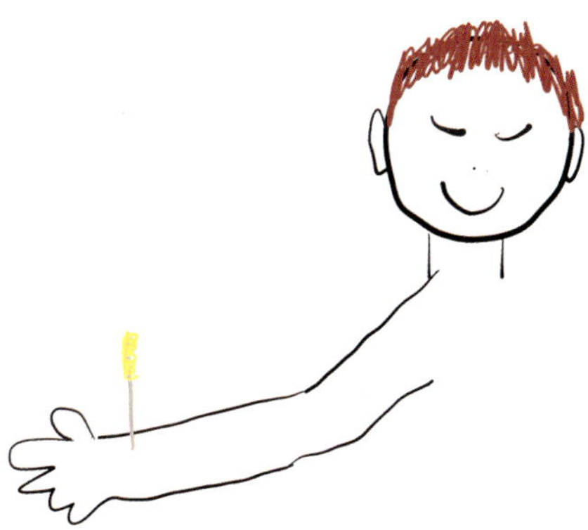

Die Akupunktur ist eine von der WHO (Weltgesundheitsorganisation) anerkannte Heilmethode. Ihre Wirkung wurde in zahlreichen Studien bestätigt. Am bekanntesten bei uns ist die **GERAC-Studie** („German Acupuncture Trials“, 2002–2007), welche die Überlegenheit der Akupunktur gegenüber der konventionellen Therapie bei chronischen Knie- und Kreuzschmerzen belegt. Seither ist die Akupunktur bei diesen Indikationen in Deutschland eine Kassenleistung. **Doch Akupunktur kann viel mehr.** In Studien zeigte sich, dass Akupunktur eine vermehrte Endorphinausschüttung im Gehirn verursacht, was einen Teil des schmerzstillenden und psychisch aufhellenden Effektes der Akupunktur ausmacht. Außerdem konnte belegt werden, dass Akupunktur gegen Stress und Angst wirksam ist und die Stimmung verbessert. Auch aktiviert Akupunktur das Immunsystem.

Bei der Akupunktur macht man mit jeder einzelnen Nadel eine ganz kleine Wunde, die der Körper verheilen muss. Dabei nimmt die Nadel auch einzelne Hautkeime von der Oberfläche mit in die Tiefe, die zusätzlich abgetötet werden müssen. Man provoziert also mit jedem Nadelstich eine Mini-Wundheilung und Mini-Infektionsbekämpfung und kurbelt dadurch die allgemeine Heilungstendenz des Körpers an. Lokal erkennt man die Zeichen der Entzündung, nämlich Rötung (Rubor), Schwellung (Tumor), Wärme (Calor) und Schmerz (Juckreiz, Dolor).

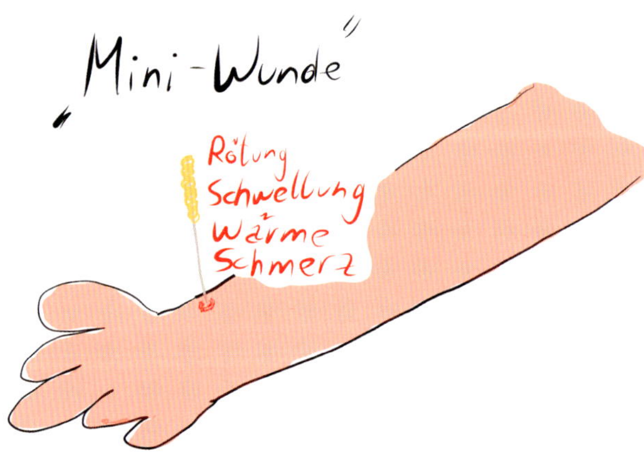

Man kann das auch mit dem **Baumschnitt** vergleichen. Schneide ich die Äste eines Obstbaumes genau an der richtigen Stelle ab, wird der Baum deutlich besser und kräftiger austreiben und mehr Früchte tragen.

In der Akupunktur sind diese „richtigen Stellen“ die sogenannten **Akupunkturpunkte**, welche sich auf gedachten Verbindungslinien, den sogenannten Meridianen, befinden. Unter dem Mikroskop erkennt man, dass genau in den Akupunkturpunkten Nerven und Gefäße zusammenkommen und in die Tiefe führen. Der Stich in einen Akupunkturpunkt verursacht also nicht nur eine kleine Wunde und einen kleinen Infekt, sondern löst einen Nerven- und Gefäßimpuls aus, der zum Gehirn und zu den inneren Organen weitergeleitet wird.

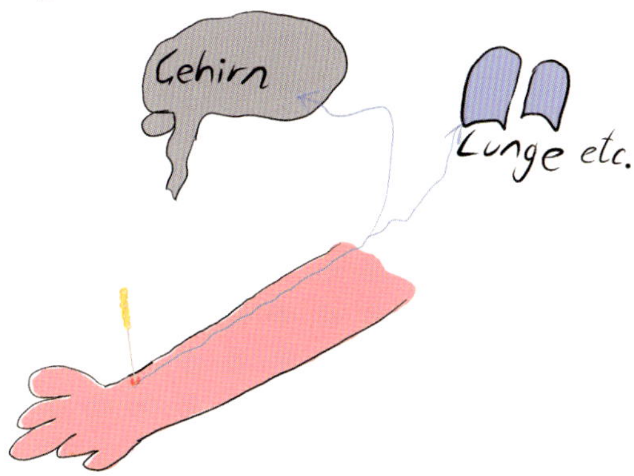

Das Wissen, welche Punkte was im Körper bewirken, ist über 3000 Jahre (und wahrscheinlich schon viel länger) rein empirisch gewachsen, was so viel heißt wie: ausprobieren und sehen, was passiert, und dann aufschreiben und weitergeben. So hat sich ein komplexes Wissen über insgesamt **72 Meridiane** und ihre Wirkungsweise auf den gesamten Körper entwickelt, was dann als deutlich vereinfachtes System (12 reguläre Meridiane plus Sondermeridiane) ab den 50er Jahren des 20. Jahrhunderts zu uns gelangt ist. Entscheidend für die Wirksamkeit der Akupunktur dürfte laut Studien die Rötung an der Einstichstelle der Akupunkturnadel sein, welche etwa nach 15 bis 20 Minuten wieder verschwindet. So lange verbleiben die Nadeln in der Haut. Diese Reaktion kann dadurch verstärkt werden,

- dass man dickere Nadeln verwendet,
- dass die Oberfläche der Nadeln rauer ist (und so die Wunde ein bisschen mehr „aufreißt“),
- dass man Strom an die Nadel anlegt (die sogenannte Elektroakupunktur),
- dass man die Nadel erwärmt, was man traditionell mit brennendem Moxakraut (verwendet wird der Beifuß, Artemisia) macht, was aber auch mit Laser oder anderer Wärme wie einem Wärmestab möglich ist.

Ich möchte Ihnen in diesem Buch ein paar Akupunkturpunkte nennen, die Sie an Ihrem Körper selbst aktivieren können. Dafür brauchen Sie keine Nadel. Bei Kindern zeige ich gerne den Eltern jene für das Kind wichtigen Akupunkturpunkte, die sie dann ein- oder besser mehrmals täglich **massieren** sollen. Sie können die Punkte (fest) massieren, die Haut **reiben** oder mit einem **Stäbchen** oder einer **Münze** (oder zum Beispiel einem Plektrum für die Gitarre) kratzen. Wenn Sie das etwa ein bis zwei Minuten pro Punkt machen, sollte die Stelle sichtbar rot sein.

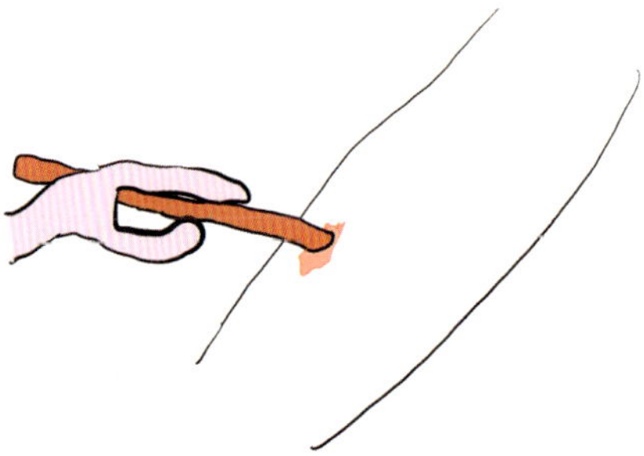

So imitieren Sie die Akupunkturwirkung mit Techniken der **Tuina**, der chinesischen Massage, und lösen eine vermehrte Durchblutung (Hyperämie, „Calor" und „Rubor", also Wärme und Rötung) und oft auch eine leichte Schwellung („Tumor") an der Stelle aus, alles Faktoren der Entzündungsreaktion.

Wenn Sie oder Eltern bei ihren Kindern das täglich oder mehrmals täglich durchführen, hat man auch durch die Frequenz der Anwendung einen stärkeren Effekt, als ich es mit den Nadeln oder einem Akupunkturlaser einmal die Woche erzielen kann ...

Die in diesem Buch angeführten Punkte kann man ein- oder beidseitig bearbeiten. Eine Tradition in China behandelt bei **Frauen** nur die Punkte der rechten, bei **Männern** nur die Punkte der linken Körperhälfte. Bei Frauen sei die stärkere Seite die Qi-Seite des Körpers und diese ist rechts. Bei Männern sei die stärkere Seite die Blut-Seite des Körpers und diese ist links. Einseitig können Sie aber auch bei sich selbst gut behandeln, wenn Sie sich als Rechtshänderin links massieren und als Linkshänder rechts ...

Der große Vorteil, wenn Sie diese Punkte selbst bearbeiten, ist, dass Sie genau spüren können, wo der Punkt „empfindlich", „druckschmerzhaft" oder „intensiv wahrzunehmen" ist. Genau dort sollen Sie dann drücken, reiben und massieren. Der heilsame Effekt dieser Behandlung entsteht schon deshalb, weil Sie sich Ihrem eigenen Körper intensiv zuwenden, ganz egal, ob Sie den Akupunkturpunkt hundertprozentig treffen oder nicht.

Ein Akupunktur-Arzt oder eine Akupunktur-Ärztin wird natürlich das Programm speziell an die Patientin oder den Patienten anpassen, vor allem nach der Puls- und Zungendiagnose der TCM. Für Studien werden aber auch standardisierte Programme definiert, um den Vergleich der Akupunkturwirkung bei verschiedenen Menschen zu ermöglichen.

Für Sie gilt in der Arbeit mit diesem Buch: Merken Sie sich jene Punkte, die Ihnen so richtig guttun! Und dann stellen Sie sich Ihr individuelles Akupunktur-Programm zusammen. Das kann und soll auch, je nach Verfassung und verfügbarer Zeit, täglich variieren. Ab einem einzigen Punkt sind Sie dabei. Bitte versuchen Sie, nicht mehr als sechs Punkte zu verwenden, ein- oder beidseitig bearbeitet. Natürlich geht es auch mit mehr Punkten, doch Sie verlieren schnell den Überblick, was Ihnen wirklich guttut, und es ähnelt bald mehr einem Schrotschuss als einem gezielten Treffer …

Auch in China praktiziert man **Psychotherapie**, welche **Xin Li Liao Fa**, psychologische Behandlungsmethode, genannt wird. Diese entspricht der kognitiven Verhaltenstherapie des Westens, bei welcher durch Gespräche Einsichten erzielt und Verhaltensänderungen herbeigeführt werden. Eine Methode, um belastende Emotionen zu behandeln, wird bereits im Huang Di Nei Jing – dazu gleich mehr – beschrieben, welche von der Fünf-Elemente-Theorie abgeleitet ist, genauer gesagt vom **Kontrollzyklus**:

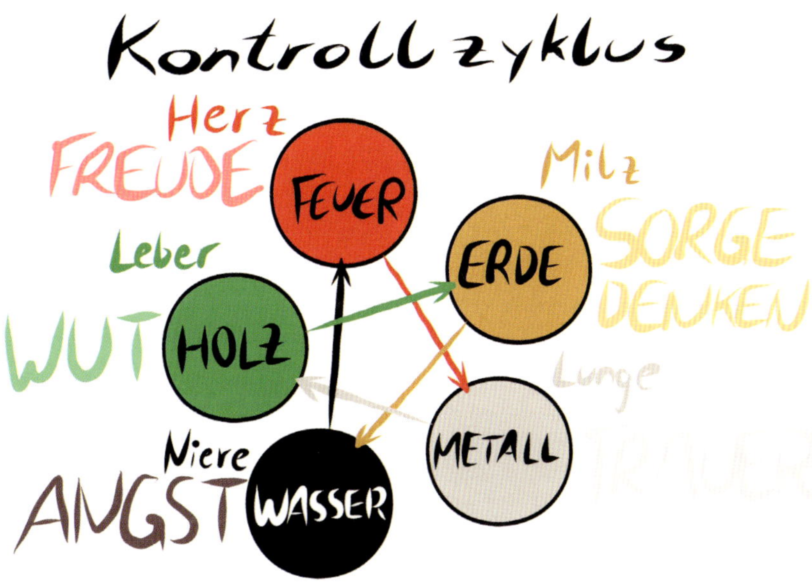

Holz kontrolliert die Erde, wie ein Holzwall die Erde am Abrutschen hindert. Feuer kontrolliert das Metall, wie Feuer ein Schwert schmiedet. Erde kontrolliert das Wasser, wie das Ufer das Wasser in Schach hält. Metall kontrolliert das Holz, wie eine Axt den Baum fällt. Wasser kontrolliert das Feuer, wie das Wasser ein Feuer löscht.

In den Organen spiegelt sich das so wieder: Jedes Organ, jeder Geist, hat seine Emotion. Gesund ist das Organ, der Geist, dann, wenn die Emotion von der Quantität her passt. Zu viel ist schlecht und schädigt das jeweilige Organ.

Wut schädigt die Leber. Die Trauer kontrolliert die Wut. Freude (Erregtheit) schädigt das Herz. Angst kontrolliert Freude. Sorge und zu viel Denken schädigt die Milz. Wut kontrolliert die Sorge und das Denken. Trauer schädigt die Lunge. Freude kontrolliert dic Trauer. Angst schädigt die Niere. Denken kontrolliert die Angst.

Das lehrt uns, dass man Emotionen gezielt einsetzen kann, um jemanden zu behandeln. Mache ich zum Beispiel jemanden wütend, der lethargisch ist und in seinen Gedanken festhängt, bringe ich ihn aus dieser Lethargie und aus seinen bohrenden Gedanken. Außerdem sehen wir, wie sehr Angst Freude verhindert und dass man das Denken und die Analyse der eigenen Person braucht, um aus der Angst ausbrechen zu können sowie Freude, um die Trauer zu verlassen.

Oft ist Psychotherapie einfach die verbale Aufforderung, sich mehr zu entspannen oder **Qigong** zu praktizieren. Qigong wird heute in der Chinesischen Medizin übrigens gerne als übergeordneter Begriff für ein weites Spektrum von psychischen Übungen, Bewegungsformen und Atemübungen verwendet. Dazu zählen auch die Zen-Meditation, Yoga oder auch das Praktizieren eines asiatischen Kampfsportes. Dabei wird zwischen stillem Qigong **(Jing Xing Qi Gong)** und aktivem oder Bewegungs-Qigong **(Dong Xing Qi Gong)** unterschieden. Je nach Zustand und Bedürfnis des Patienten wird einmal das eine oder das andere angewandt. Das Ziel ist es jeweils, den ruhigen, entspannten und ungehinderten Qi-Fluss wieder herzustellen.

Aus meiner Arztpraxis:

Ich möchte Ihnen von zwei Patientinnen erzählen. Frau S. kam vor zwölf Jahren zu mir in die Praxis. Sie war 40 Jahre alt, hatte zwei Kinder, im Alter von zehn und zwölf Jahren, war beruflich in einer Pharmafirma aktiv und sehr erfolgreich. Eines Tages bemerkte sie, dass sie morgens immer schwerer aus dem Bett kam, sich den Kindern nicht mehr gewachsen fühlte und sich beruflich und sozial immer mehr zurückzog. Der Betriebsarzt nannte es ein Burn-out, verschrieb ihr ein Antidepressivum und schrieb sie für zwei Monate krank. Doch in der Zeit wurde es nicht besser, sondern sogar immer schlechter. Frau S. wollte gar nicht mehr aus dem Bett, nahm durch das Antidepressivum zu, was sie zusätzlich belastete, und ging schließlich gar nicht mehr aus dem Haus. Nach ein paar Wochen verbrachte sie ihren Tag fast zur Gänze im Bett. Ihr Mann war verzweifelt, da er ihr wirklich helfen wollte. Er packte sie zusammen und kam mit ihr in unsere Praxis. Beim ersten Eindruck fiel mir auf, dass sie keinen „Shen“ hatte und kaum auf meine Versuche, sie aufzuheitern, reagierte. Sie wirkte apathisch. „Wollen Sie gesund werden?“, fragte ich sie. „Ich weiß es nicht …“, antwortete sie. Die chinesische Diagnose ergab einen ausgeprägten Qi- und Blut-Mangel sowie viel Feuchtigkeit. Da sie das Antidepressivum unbedingt absetzen wollte, nutzte ich das, um sie zu motivieren und sagte: „Also, wenn Sie wirklich von dem Medikament wegwollen, dann müssen Sie mitarbeiten! Wenn Sie Ihre Hausaufgaben erledigen, dann schaffen wir das. Sind Sie bereit dazu?“ Dann schenkte sie mir erstmalig ein Lächeln. Die Voraussetzung dafür, dass ich die Tabletten ausschleichen konnte, war, dass zuerst einmal ihr Körper richtig stark wurde. Also brachte ich ihr bei, wie man „lieb ist zu seiner Mitte“. Ihr Mann war bei dem Gespräch dabei und nickte eifrig bei jeder Aufgabe, die ich den beiden mitgab. „Versprechen Sie mir, dass Sie jeden Tag mindestens eine Stunde hinausgehen. Sie müssen nicht schnell gehen, aber Sie müssen den Körper aktivieren und beginnen, ihn wieder zu spüren. Und ich bitte Sie, dass Sie eine Yoga-Einzelstunde besuchen, um mit Körper- und Atemübungen zusätzlich Ihren Körper in Schwung zu bringen. Und Sie schreiben täglich ein paar Sätze darüber, wie Sie sich fühlen und was sie so denken. Und wenn Sie dann einmal mehr Energie haben, bitte ich Sie zusätzlich darum, dass Sie eine Psychotherapie machen und Ihr Innenleben und sich selbst besser kennenlernen. Dann bekommen Sie noch chinesische Kräuter von mir und jetzt einmal eine Akupunktur!“

Vier Wochen später kam Frau S. wieder in unsere Praxis. Sie lächelte bereits, als sie den Raum betrat. Auf die Frage, wie es ihr ginge, sagte sie: „Besser! Ich habe mehr Energie und das hat ziemlich bald mit dem warmen Frühstück begonnen. Eigentlich konnte ich vorher in der Früh gar nichts essen. Aber jetzt habe ich einen großen Hunger bereits beim Aufstehen. Und am Vormittag bringe ich wirklich viel weiter: Ich schreibe Tagebuch, mache ein bisschen Haushalt und bereite das Mittagessen vor. Wenn dann die Kinder aus der Schule kommen, merke ich, wie ich wieder müde werde. Also lege ich mich nach Mittag für eine Stunde hin, dann geht es wieder. Auch der Schlaf in der Nacht ist ruhiger geworden. Yoga tut mir sehr gut. Ich komme mehr in mir an. Die Psychotherapie habe ich noch nicht begonnen. Dafür war ich bisher noch zu erschöpft."

Ich habe das Antidepressivum dann über zwei Monate langsam ausschleichen lassen und bei Frau S. regelmäßig nachgefragt, ob sie denn ihre Hausaufgaben mache. So schrieb sie mir einmal ein E-Mail: „Jaja, ich weiß: 80 Prozent Lebensführung! Das ist Chinesische Medizin! Und ich bin meinem Mann sehr dankbar, dass er mich zu Ihnen geschleppt hat und so dahinter war, die Ernährung konsequent umzustellen. Das hat alles verändert. Mittlerweile schaffe ich den Alltag sehr gut, mit den Kindern geht es sehr gut, die Arbeit macht Freude, aber ich habe die Stunden in der Arbeit reduziert, damit ich mich nicht mehr überfordere. Die Psychotherapie hat mir klar vor Augen geführt, worum es in meinem Leben wirklich geht, nämlich darum, dass ich glücklich bin! Ich habe gelernt, auf mich zu achten und nicht nur auf die anderen, auf die Kinder und auf meinen Mann. Und ich habe gelernt, wie gesegnet ich bin, dass ich eine wunderbare Familie habe, die mir Halt gibt. Das sind nun meine Prioritäten: Ich (zuerst!) und meine Familie. Und natürlich ‚lieb sein zur Mitte'."

Ich sehe Frau S. nun einmal im Jahr, ebenso wie ihre beiden Kinder und ihren Mann. Sie möchte diese Besuche, als Erinnerung, als Auffrischung, als Kontrolle, ob es dem Körper wohl gut geht. Frau S. ist ein wunderbares Beispiel dafür, wie wichtig die Hausaufgaben sind. Wenn es dem Körper einmal wieder schlechter geht, springen die westlichen und dann auch die chinesischen Kräuter ein. Wenn es einmal ganz plötzlich schlechter geht, hilft die Akupunktur.

Die Geschichte von Frau R. ist da ein bisschen anders. Frau R. wurde bereits als Kind depressiv, erhielt ihre ersten Medikamente gegen Depression im Alter von zehn Jahren und nahm diese durchgehend, bis ich sie in ihrem 45. Lebensjahr kennenlernte. Sie erhielt bereits eine Berufsunfähigkeitsrente, da ihre Depression auch viele körperliche Beschwerden nach sich zog: Verstopfung, Kopfschmerzen und Migräne mehrmals die Woche, Magen- und Bauchschmerzen, Schlafstörung und Panikattacken. Sie kam an der Hand ihrer Mutter in meine Praxis und wirkte müde, erschöpft und bemüht freundlich. Als ich dann den Puls tastete, erschrak ich: Der Puls hämmerte so massiv gegen die Haut, dass man ihn schon fast über der Haut spüren konnte. Frau R. war sozusagen eine einzige Spannung, was überhaupt nicht zu ihrem erschöpften Erscheinungsbild passte. Die chinesische Diagnose lautete: Leber-Qi-Stagnation mit hyperaktivem Leber-Yang. Ich sagte ihr gleich, dass wir die Medikamente, die sie zu sich nahm, einmal nicht antasten würden, denn wir bräuchten ein paar Monate, um diese Spannung aufzulösen. Die Chinesen sagen: „Ein Jahr Erkrankung, ein Monat Therapie." Ich verschrieb ihr chinesische Kräuter und bat sie, die nächsten Wochen einmal täglich zur Akupunktur zu kommen und sich auch täglich selbst mit einem Stäbchen an den wichtigsten Akupunkturpunkten zu behandeln.

Da ich Frau R. eine Zeit lang jede Woche sah, lernte ich sie und ihre Mutter, die sie immer begleitete, näher kennen, plauderte viel mit ihnen und fand mit der Zeit heraus, dass die Beziehung der Mutter zu der Tochter noch genauso beschützend war wie die einer Mutter zu ihrem Kleinkind. Ich bat die Mutter um ein Einzelgespräch und erkannte, dass die Mutter noch viel größere psychische Probleme als ihre Tochter hatte. Ich vertraute sie einem befreundeten Psychotherapeuten an.

Bereits nach sechs Wochen Akupunktur- und Kräutertherapie hatte Frau R. keine Schmerzen mehr. Die Migräne war in dieser Zeit nur einmal aufgetreten. Frau R. lachte viel mehr und äußerte beiläufig, dass sie selbst wieder arbeiten wolle: Sie brauche eine Aufgabe und würde sich gerne um behinderte Kinder kümmern, sie war ausgebildete Kindergärtnerin. Ich kontaktierte ihren behandelnden Psychiater und gemeinsam vereinbarten wir, die Medikamente für die Psyche von Frau R. langsam auszuschleichen. Der Kollege war hocherfreut, dass wir nun einen neuen Ansatz hatten, um Frau R. zu helfen, und war glücklich über die Zusammenarbeit.

Frau R. ist nun schon seit sechs Jahren bei mir in Behandlung. Mittlerweile lebt sie nicht mehr bei ihrer Mutter, auf beiderseitigen Wunsch, arbeitet wieder und ist glücklich mit ihrer Aufgabe, behinderte Kinder zu betreuen und zu unterstützen. Die meiste Zeit kommt sie gut mit der Selbstakupunktur und den chinesischen Kräutern über die Runden, im Winter unterstützen wir ihre Psyche meist für drei Monate mit einem leichten Antidepressivum. Ich sehe Frau R. und in separaten Sitzungen auch ihre Mutter etwa ein- bis dreimal pro Jahr.

Sie sehen also, dass in meiner Praxis die „Anleitung zur Selbsthilfe" und die „Hausaufgaben" einen großen Teil unserer Arbeit darstellen. Es gibt kein besseres Gefühl als jenes, welches man bekommt, wenn man es aus eigenem Antrieb geschafft hat, aus einem seelischen oder körperlichen Tief herauszukommen.

Chinesische Kräuter bei Depression

Prinzipiell kann sich hinter den westlichen Diagnosen Depression, Erschöpfung oder Burn-out jede Form der **Leere** (als Gegensatz zur Fülle), des **Mangels** (wenn wenig da ist, wie Qi-, Blut-, Yin-, Yang- oder Jing-Mangel) sowie der **Blockade** (lateinisch „Stagnation") beziehungsweise der **pathologischen Fülle** (Qi-Stagnation, Ansammlung von Feuchtigkeit und feuchter Hitze sowie Schleim- oder Blut-Stagnation) verbergen. Im Folgenden möchte ich Ihnen die wichtigsten chinesischen Diagnosen und deren Therapierichtlinien vorstellen, um Ihnen die Möglichkeit zu geben, sich selbst zu behandeln. Dabei achte ich darauf, dass alle verwendeten chinesischen Kräuter ungiftig und in ihrer Anwendung „fast" bedenkenlos sind. „Fast" deshalb, weil alles was wirkt, kann auch „nebenwirken". Allergie und Unverträglichkeiten kann man theoretisch auf alles haben. Auch der Verdauungsapparat kann sich gegen für ihn Schwerverdauliches mit Übelkeit, Erbrechen und Durchfall wehren. Denken Sie daran: Im Zweifelsfall pausieren Sie einmal mit der Kräutermischung. Wenn die Beschwerde dann verschwunden ist, versuchen Sie, den Körper an die Kräuter zu gewöhnen, indem Sie diese vorsichtig „einschleichen": also zunächst einmal nur 1 Gramm Granulat ein- bis dreimal täglich. Wenn das gut funktioniert, können Sie langsam auf die gewünschte Erwachsenendosis von zwei- bis dreimal täglich 3 Gramm steigern. Falls Sie es trotzdem nicht vertragen, gehen Sie einen Schritt zurück und fangen mit einer Mischung für Milz oder Magen an. Diese Kräuter wollen genau das: Magen-Darm-Beschwerden behandeln. Falls Sie selbst dann die Kräuter nicht vertragen, sprechen Sie bitte mit Ihrem Arzt, Ihrer Ärztin, oder fragen Sie in der Apotheke, wo Sie die Kräuter bezogen haben, um Rat.

Am Anfang vieler Depressionen steht die müde Mitte. Viele konzentrieren sich darauf, den Alltag „zu überleben". Der Stress beginnt oft schon in der Kindheit, mit Terminen und Zeitdruck den ganzen Tag über. Für das entspannte Essen bleibt dann meist keine Zeit und Kinder verlernen in Ruhe zu essen. Die Mitte passt sich an, produziert weniger Qi, dafür oft Feuchtigkeit und Schleim, und der Schleim ist, psychisch gesehen, ein Versuch, eine Art Schutzschicht zwischen Körper und der stressigen Welt, zwischen Verletzbarkeit von außen und eigener Integrität aufzubauen. Und langsam werden viele Menschen zu „Gummibärchen" …

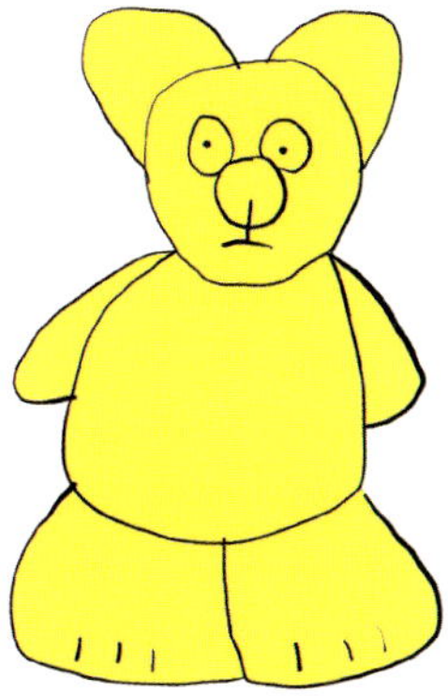

Die Leere – Qi

Allgemeine Zeichen von Leere sind Müdigkeit, ein kraftloser Puls oder ein sehr dünner Puls mit mehr oder weniger Anspannung, je nachdem, wie gut man sich „zusammenreißen" kann, je nachdem, wie sehr die Wut nochmals Energie mobilisieren kann. Leere und Mangel drücken sich nicht automatisch im Erscheinungsbild eines Menschen aus, sodass er oder sie nach außen hin leer und erschöpft wirken müssen. Viele Frauen nutzen Schminke als „Shen-Maske", viele sind Profis im Schein der Stärke, so wie es unsere Gesellschaft eben verlangt. So geht es mir regelmäßig bei Spitzensportlern: Nach außen hin wirken sie kräftig und durchtrainiert, doch das ständige Erbringen einer fast übermenschlichen Leistung fordert seinen Tribut, was man im Puls mit einem Griff erkennen kann. Darum ist es in der Chinesischen Medizin so wichtig, den Puls zu tasten und die Zunge anzusehen. Sie geben uns einen Eindruck, wie es dem Körper und dem Menschen, der vor uns sitzt, im Moment **wirklich geht.**

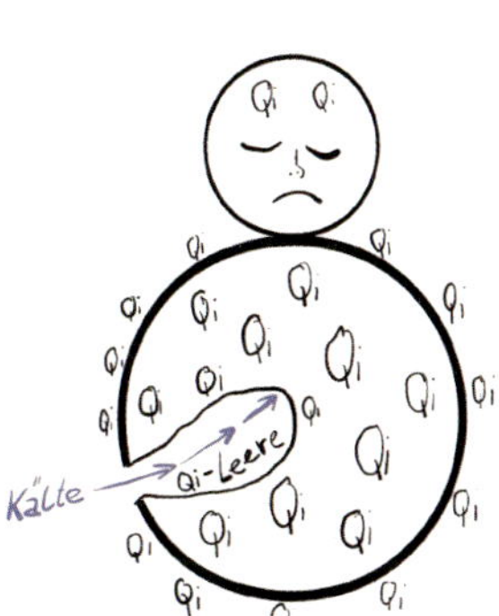

Weniger Qi ist gleichbedeutend mit einer schwächeren Abwehr, wodurch pathogene Faktoren wie Kälte und Wind leichter in den Körper eintreten können. Schafft es der Körper nicht, diese bald wieder hinauszuwerfen, durchwandern sie die verschiedenen Schichten des Menschen und gelangen so ins Innere, zu den Organen, wo sie nach Monaten und Jahren Erkrankungen verursachen können.

Zusammen mit dem Schleim und der Feuchtigkeit werden die Krankheiten schwerer ...

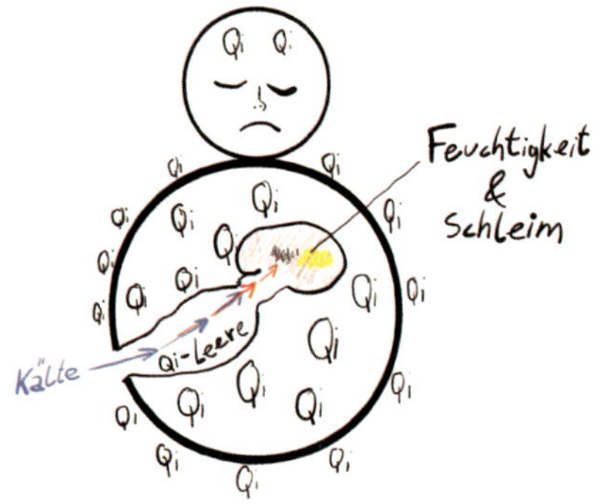

Zusammen mit feuchter Hitze entstehen chronische Entzündungen ...

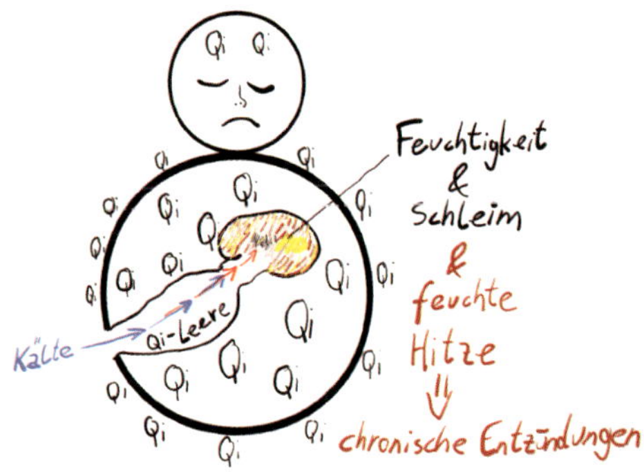

Doch der Beginn ist oft der Qi-Mangel, die Qi-Leere. Schafft man es, dies rechtzeitig auszugleichen, stärkt das die Mitte, und sie kann sich effektiv gegen Stress, Wind, blockierte Emotionen und äußere Kälte oder Hitze wehren ...

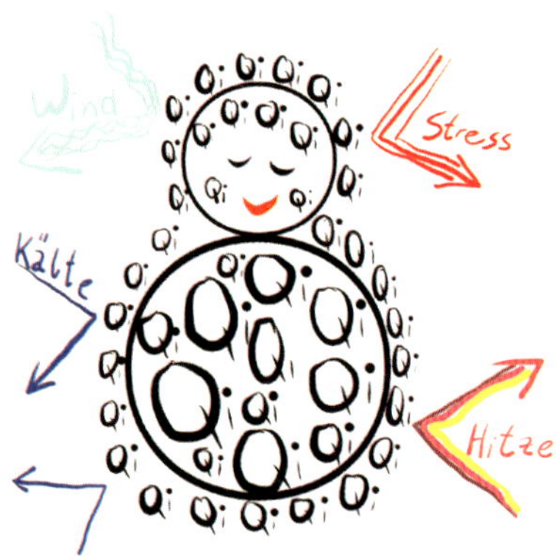

Eine der wichtigsten Kräutermischungen in der Chinesischen Medizin ist **Bu Zhong Yi Qi Tang**, die Mischung, die das Qi der Mitte „boostert“ und hebt. Schon im Namen steckt das Wort Zhong (中), was „Mitte“ bedeutet. Bu (补) bedeutet „stärken“, „tonisieren“. Im Namen kommt dann noch Qi (气) vor, welches „vermehrt“ und „vergrößert“ wird, was durch Yi (益) ausgedrückt wird. Li Dong Yuan hat diese Formel groß gemacht, weil er erkannte, wie alles im Körper von der Mitte abhängt.

W16, WEIDINGER-MISCHUNG NUMMER 16, „QI-HEBER DER MITTE"

(modifiziertes Bu Zhong Yi Qi Tang)

HUANG QI	Radix Astragali Membranacei	26,00 %
DANG SHEN	Radix Codonopsitis	20,00 %
BAI ZHU	Rhizoma Atractylodis Macrocephalae	12,00 %
ZHI GAN CAO	Radix Glycyrrhizae Uralensis (grillé au miel)	5,00 %
DANG GUI	Radix Angelicae Sinensis	12,00 %
CHEN PI	Pericarpium Citri Reticulatae	10,00 %
GE GEN	Radix Puerariae	5,00 %
CHAI HU	Radix Bupleuri	10,00 %

Ich habe die ursprüngliche Mischung (Bu Zhong Yi Qi Tang) leicht verändert, damit sie rezeptfrei verfügbar ist. Sie erhalten sie nun als W16, „Qi-Heber der Mitte", in der Apotheke. Bu Zhong Yi Qi Tang enthält Qi-stärkende Kräuter wie Ginseng, den wir in W16 durch den günstigeren DANG SHEN, die Glockenwindenwurzel, ersetzen, und BAI ZHU, den großköpfigen Speichelkrautwurzelstock, die auch die Säfte regenerieren und damit den beginnenden Yin-Mangel behandeln, wenn die Erschöpfung beginnt, „an die Nieren zu gehen". Außerdem eliminieren diese beiden Kräuter Hitze im Magen. Zusätzlich enthält W16 HUANG QI, die Astragaluswurzel, welche die Erschöpfung des Qi-Mangels und seine Folgeerscheinungen wie die Immunschwäche behandelt. Weitere Kräuter wie die getrocknete Mandarinenschale (CHEN PI) oder die Hasenohrwurzel (CHAI HU) bewegen das Qi. Die Hasenohrwurzel bringt zusätzlich das Qi des Magens wieder in die richtige Position. Die Engelwurzwurzel (DANG GUI) baut das Blut auf, regeneriert damit die Kühlung und bewegt auch das Blut, um einer Blut-Stagnation vorzubeugen. CHAI HU, die Hasenohrwurzel, und GE GEN, die Kopoubohnenwurzel oder Kudzu-Wurzel, werden sozusagen als „chinesische Hosenträger" verwendet, denn sie bringen alles wieder nach oben, körperlich (wie das der Schwerkraft folgende Gewebe) und seelisch (die in die Hose hinabsinkende Stimmung).

Diese Mischung passt immer dann, wenn die **Erschöpfung** im Vordergrund steht **und** diese durch Bewegung und Aktivität stärker wird. Dann nämlich liegt ein **Qi-Mangel** vor.

Bu Zhong Yi Qi Tang ist die wichtigste Mischung für die Regeneration nach anstrengenden und schweren Erkrankungen sowie nach Infektionen, Operationen und Krebserkrankungen. Wenn die Mitte schwach ist, dann ist oft auch die Lunge geschwächt und es kommt zum Lungen-Qi-Mangel, was man in der Rekonvaleszenz – im Heilungsprozess – daran erkennt, dass man bei der leichtesten Anstrengung zu schwitzen beginnt und außer Atem gerät. Auch dafür ist diese Mischung gedacht, da der Inhaltsstoff Astragalus sowohl das Qi der Mitte als auch das der Lunge aufbaut.

Unzählige Studien zeugen von der großen Bedeutung dieser Mischung. Die typische Zunge für W16 ist blass und feucht mit eventuell auch ein bisschen erhöhtem weißlichen Zungenbelag.

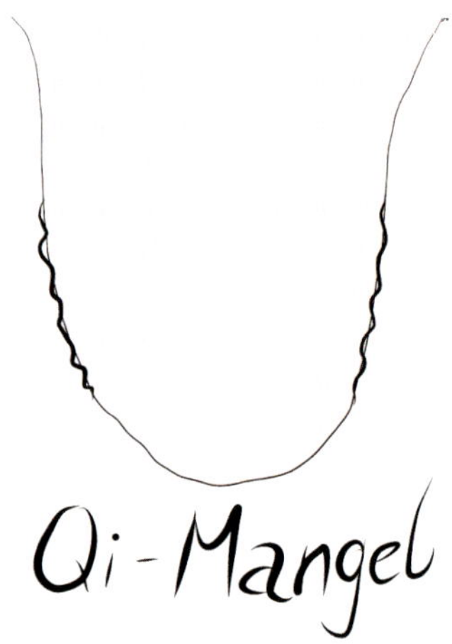

Der typische Puls ist kraftlos und oft kaum tastbar.

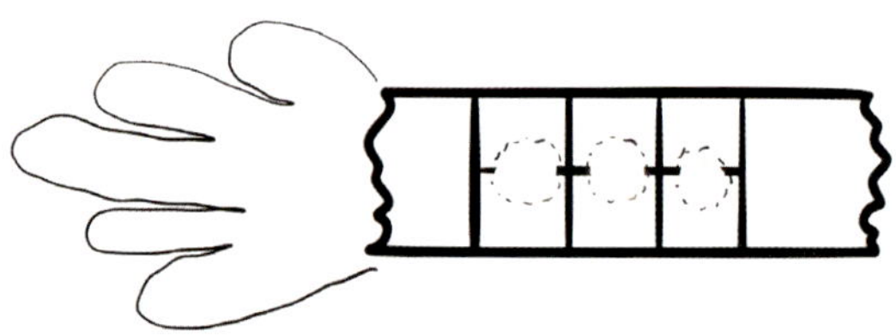

Ich habe diese Mischung in letzter Zeit vermehrt auch bei der neuen Erkrankung **Long COVID** erfolgreich angewandt. Meist hat es der Körper geschafft, das Virus SARS-CoV-2 erfolgreich zu bekämpfen, aber er blieb mit einer stark geschwächten Mitte zurück.

Trifft ein **Infekt** auf eine geschwächte Mitte und schafft es diese nicht, den Infekt gleich wieder aus dem Körper zu vertreiben, gesellt sich zur Erschöpfung noch ein ständiges Krankheitsgefühl. In der Chinesischen Medizin stellen wir uns dann vor, dass der Infekt oft noch wochen- oder monatelang im Körper herumgeistert. Typische Beschwerden, wie sie auch bei Long COVID oder nach anderen, oft leichteren Infekten auftreten, sind ein wiederholtes leichtes Fieber und aufsteigende, durch den Körper wandernde Hitze. Dieser folgen Kälte und oft auch Schüttelfrost, wozu noch Erschöpfung und Schwitzen bei leichter Anstrengung, fehlende Belastbarkeit, fehlender Antrieb und auch ständig wiederkehrende leichte Infekte kommen. Man sagt in der Chinesischen Medizin, dass dies nur die Symptome **des einen** Infekts sind, der den Körper noch nicht verlassen hat.

Typischerweise sieht man auf der Zunge neben Blässe und Feuchtigkeit – als Zeichen des Qi-Mangels – auch viele rote Punkte im vorderen Drittel der Zunge. Dies sind Zeichen des Infektes, der noch im Körper steckt und nie richtig ausbricht, weshalb auch nur rote Punkte zu sehen sind, aber keine durchgehende Rötung. Außerdem zeigt die Zunge oft rote Ränder, wie wir sie aufgrund von Stress kennen. Sie zeigen an, dass diese Situation den Körper so richtig stresst. Auch findet man einen mehr oder weniger vermehrten Zungenbelag.

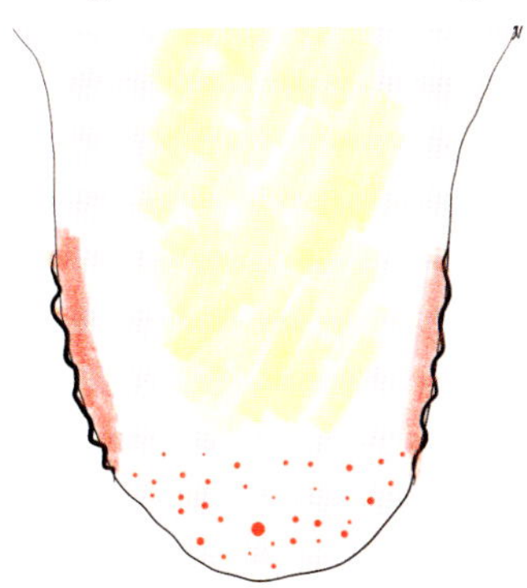

Der Puls kann dann erschöpft und schwach sein, ist aber aufgrund des Stresses, den der Körper hat, meist angespannt und beschleunigt, was ein Zeichen von Hitze ist.

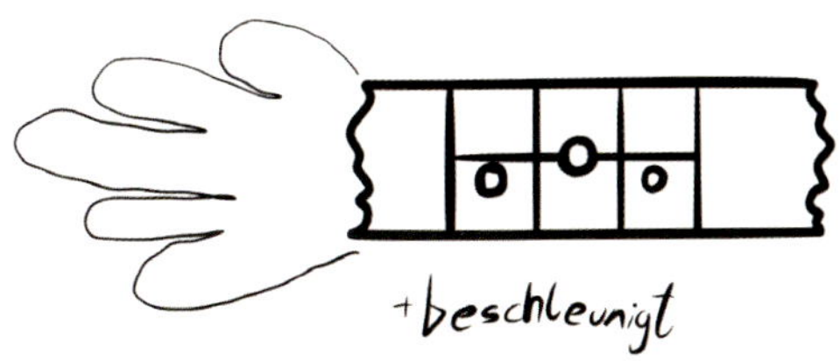

Die klassische Mischung für diesen Zustand ist das **kleine Bupleurum-Dekokt (Xiao Chai Hu Tang)**, ebenfalls eine der wichtigsten und weltweit bekannten chinesischen Kräutermischungen. Sie wird heute für alle Zustände angewandt, bei denen es um einen verschleppten Infekt geht oder um ein Körpergefühl „wie bei einem Infekt". Bei einer Gräser- und Pollenallergie oder einer Entzündung der Leber (Hepatitis) etwa fühlt man sich oft „grippig" und „krank". Auch hier passt diese Mischung. Da es bei Kindern heute im Westen sehr oft um den Beschwerdekomplex ständig wiederkehrende Infekte, Anspannung mit Gereiztheit sowie Überforderung der Mitte durch den Stress der Eltern geht, ist das kleine Bupleurum-Dekokt **eine der wichtigsten und am häufigsten angewandten Kindermischungen**, welche durch das Süßholz auch gar nicht so schlecht schmeckt. Bei uns ist diese Mischung als W7 erhältlich:

W7, WEIDINGER-MISCHUNG NUMMER 7, „KLEINES BUPLEURUM GANZ GROSS" (modifiziertes Xiao Chai Hu Tang)

CHAI HU	Radix Bupleuri	20,00 %
HUANG QIN	Radix Scutellariae Baicalensis	15,00 %
XUAN FU HUA	Flos Inulae	17,00 %
ZHU RU	Caulis Bambusae in Taenia	10,00 %
DANG SHEN	Radix Codonopsitis	30,50 %
DA ZAO	Fructus Zizyphi Jujubae	2,50 %
ZHI GAN CAO	Radix Glycyrrhizae Uralensis (grillé au miel)	5,00 %

CHAI HU, die Hasenohrwurzel, öffnet die Oberfläche und vertreibt Hitze, also die „Entzündung", DANG SHEN als billiger Ginseng-Ersatz baut das Qi auf. HUANG QIN, das Baikal-Helmkraut, ist bitter und behandelt sowohl die Feuchtigkeit als auch die Hitze, zusammen also die feuchte Hitze, welche bei uns im Westen ja oft das Charakteristikum einer chronischen Entzündung ist. XUAN FU HUA, die Alantblüte, und ZHU RU, die Bambusrohrstreifen, bauen gemeinsam den Schleim ab. Als Verdauungshilfen fungieren dann noch DA ZAO, die rote Dattel, und ZHI GAN CAO, die geröstete Süßholzwurzel.

Diese zwei Mischungen, W16 und W7, sind wohl die wichtigsten Basismischungen für Burn-out, das chronische Müdigkeitssyndrom (das sogenannte Chronic Fatigue Syndrome) und die Depression, wenn eine körperliche Erschöpfung, eine schwere erschöpfende Krankheit oder ein durchgemachter Infekt dahinterstecken. Die Hauptunterscheidung für Sie in der Anwendung ist folgende:

- Wird die Müdigkeit größer, wenn Sie sich anstrengen? Dann nehmen Sie W16.
- Sind Sie erschöpft, gleichzeitig angespannt und gereizt und fühlen sich krank wie bei einem Infekt? Dann nehmen Sie W7.
- Sieht die Zunge blass und geschwollen aus, weist aber keine Rötungen auf? Dann nehmen Sie W16.
- Hat die Zunge vorne rote Punkte, eventuell rote Ränder und einen vermehrten Belag? Dann nehmen Sie W7.
- Wenn Sie es sich zutrauen, den Puls zu tasten: Ist der Puls kraftlos? Dann nehmen Sie W16. Ist der Puls beschleunigt und angespannt? Dann nehmen Sie W7.

Dies sind Behandlungsvorschläge. Ein TCM-Spezialist oder eine TCM-Spezialistin wird die Kräutermischung gleich einem Maßanzug genau an Ihre Bedürfnisse anpassen. Aber als Hausrezept und Volksmedizin funktioniert die Anwendung der W-Mischungen bereits auf diese Weise hervorragend.

Ist bei einer Erschöpfung Feuchtigkeit ein großes Thema, verwende ich eine andere Mischung, nämlich **W15**. Als Therapeut sieht man sich die Zunge an, und in diesem Fall finden sich ein dicker weißlicher Belag sowie eine breite Zunge, die seitlich Zahneindrücke hat.

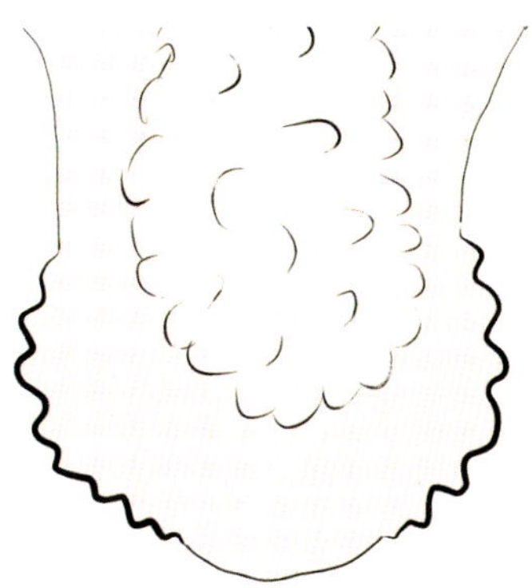

„Feuchtigkeit" bedeutet, dass die Milz die Flüssigkeiten im Körper ganz schlecht verarbeitet und diese als Schlacken im Körper liegen bleiben. Man fühlt sich oft auch „verschlackt", aufgeschwollen, hat geschwollene Beine oder das Gefühl, aufgedunsen zu sein. Zusätzlich fehlen der Appetit und auch der Durst. Die Mitte denkt sich dann: „Im Körper werden die Flüssigkeiten sowieso nicht gut verarbeitet. Wozu also trinken?" Generell ist einem ständig kalt, da kein Qi als Brennmaterial im Körper vorhanden ist. Zur Depression gesellen sich ein benebelter, denkfauler Kopf und manchmal Gelenkschmerzen als Zeichen, dass wenig Qi fließt und es in den Gelenken stecken bleibt. Bei Kindern fällt eine Entwicklungsverzögerung auf, zumal weder ihr Körper noch ihr Geist den Antrieb verspüren sich weiterzuentwickeln.

W15, WEIDINGER-MISCHUNG NUMMER 15, „GEDEIH-MISCHUNG"

(Shen Ling Bai Zhu San)

DANG SHEN	Radix Codonopsitis	20,00 %
BAI ZHU	Rhizoma Atractylodis Macrocephalae	13,00 %
FU LING	Sclerotium Poriae Cocos	13,00 %
ZHI GAN CAO	Radix Glycyrrhizae Uralensis (grillé au miel)	6,00 %
SHAN YAO	Radix Dioscoreae oppositae	13,00 %
BAI BIAN DOU	Semen Dolichoris Lablab	9,00 %
LIAN ZI	Semen Nelumbinis Nuciferae	6,00 %
YI YI REN	Semen Coicis Lachryma-Jobi	6,00 %
SHA REN	Fructus Amomi	6,00 %
JIE GENG	Radix Platycodi Grandiflori	8,00 %

Die ersten vier Kräuter von W15 entsprechen der W14, dem „Vier-Herren-Dekokt", der Basismischung jedes Qi-Mangels:

W14, WEIDINGER-MISCHUNG NUMMER 14, „QI-AUFBAU"

(Si Jun Zi Tang)

DANG SHEN	Radix Codonopsitis	40,00 %
BAI ZHU	Rhizoma Atractylodis Macrocephalae	30,00 %
FU LING	Sclerotium Poriae Cocos	20,00 %
ZHI GAN CAO	Radix Glycyrrhizae Uralensis (grillé au miel)	10,00 %

DANG SHEN haben wir schon bei W16 kennengelernt. Codonopsis, die Glockenwindenwurzel, gilt als der „Ginseng der armen Leute". Im alten China bekam der Kaiser vom Hofarzt

Ginseng. Doch der Hofarzt behandelte auch die armen Leute und ersetzte dabei Ginseng durch Codonopsis. Ich ziehe Codonopsis dem Ginseng auch deshalb vor, weil er blutdrucksenkend ist, wohingegen Ginseng bei höherer Dosierung den Blutdruck heben kann. Es baut als Qi-Tonikum auch das Qi der Mitte auf und ist ideal bei Kraftlosigkeit nach oder bei einem Infekt.

BAI ZHU, Atractylodis, der großköpfige Speichelkrautwurzelstock oder auch weiße Atractylodes, ist ebenfalls ein Qi-Tonikum, welches sowohl die Milz als auch den Magen stärkt und die Lunge bei Wei-Qi-Mangel, also bei mangelndem Abwehr-Qi, kräftigt. FU LING, Poria oder Poria alba, das Kokospilzmyzel, ist das Hauptkraut, um Feuchtigkeit zu binden und aufzulösen. Gleichzeitig regt Poria den Harnfluss an und löst Ödeme, also Wasseransammlungen, auf. Durch seinen süßlichen bis blanden Geschmack wirkt es milzstärkend. Poria hat auch einen beruhigenden Effekt auf den Shen.

Die in Honig geröstete Süßholzwurzel (ZHI GAN CAO) stärkt die Mitte und rundet die Kräutermischung mit einem feinen süßen Geschmack ab.

Allein diese ersten vier Kräuter stärken schon die Mitte und entfeuchten leicht. Doch um den Effekt der Entfeuchtung sowie des Nährens deutlich zu verstärken, sind der **W15** noch ein paar Kräuter beigemischt.

SHAN YAO, die Yamswurzelknolle, ist ein sanft wirkendes Qi-Tonikum für Milz, Lunge und Niere.

Die drei Samen (Semen Dolichoris Lablab, der Helmbohnensamen, Semen Nelumbinis Nuciferae, der Lotussamen, Semen Coicis Lachryma-Jobi, der Hiobstränensamen) entfeuchten sanft und stärken die Niere, so wie dies Samen immer tun. Da aus einem Samen eine ganze Pflanze entsteht, ist dieser der Inbegriff eines Speichers der Essenz, so wie es die chinesische Niere selbst auch ist.

SHA REN, die Sharen-Kardamom-Frucht, harmonisiert die Mitte und befreit von Feuchtigkeit. Außerdem macht diese Frucht andere Kräuter leichter verdaulich.

JIE GENG, die Ballonblumenwurzel, bewegt das Lungen-Qi, desinfiziert und löst den Schleim. Diese Wurzel wird in der Chinesischen Medizin dazu verwendet, um die anderen Kräuter zur Lunge zu bringen, sie hat also die Funktion eines Wegweisers zur Lunge. Atmet die Lunge besser, so hat der Körper mehr Sauerstoff, um seine durch die Nahrung zugeführten Kalorien besser zu verbrennen. Der Körper hat dann mehr Energie, mehr

Qi – ein Biochemiker würde sagen, mehr Adenosintriphosphat (ATP), welches anzeigt, wie viel Energie im Körper produziert wird – zur Verfügung.

An dieser Mischung sehen Sie wunderschön, wie durchdacht die Chinesen ihre Medikamente „zusammenbauen" und dabei alles berücksichtigen: den Qi-Mangel, die Feuchtigkeit, die Nierenstärkung, die Verbesserung des Zustands der Lunge und den gesamten Stoffwechsel. Wenn man die Wirkweise aller Kräuter einer Mischung kennt, weiß man, wie Zunge und Puls eines Patienten aussehen, der diese Mischung zu sich nimmt, und man kennt seine Symptome sowie das Ziel der Therapie.

Körperliche Beschwerden und Depression

Die Wahl der richtigen chinesischen Kräutermischung bei Depression hängt oft auch davon ob, welche **körperlichen Beschwerden** gleichzeitig auftreten. Sie erinnern sich: Zuerst der Körper, dann die Seele! Zuerst die körperlichen Beschwerden, dann folgt die Depression. Meist ist es genau so: Man quält sich zum Beispiel längere Zeit mit Magenbeschwerden herum und irgendwann erkennt man, dass diese zu einer Depression gehören. Hätte man die Magenbeschwerden gleich beim ersten Auftreten richtig interpretiert, nämlich als Hilfeschrei des Körpers und Wegweiser zu einer geeigneteren Lebensführung, und hätte man dann gegengesteuert durch „Lieb-Sein-zur-Mitte" und vielleicht ein paar chinesische Kräuter, wäre die Depression wahrscheinlich nie zutage getreten: Der Magen hätte sich regeneriert, die Milz hätte genug Qi hergestellt und der Shen würde noch immer lächeln.

Bleiben wir gleich beim Magen. Sehr häufig sind Magenbeschwerden mit Schmerzen, Druckgefühl, Übelkeit, Aufstoßen und Sodbrennen die ersten Symptome dafür, dass man **etwas im Leben nicht verdauen kann.** Das kann tatsächlich das Essen sein, was dann wohl am leichtesten zu beheben ist, nämlich durch das wohl schon bekannte „Lieb-Sein-zur-Mitte". Es kann aber auch sein, dass Ihnen der Chef sauer aufstößt, dass die Hektik in der Früh Ihren Magen durcheinanderbringt, dass Sie ein traumatisches Ereignis der Vergangenheit noch immer nicht verdaut haben, dass Sie einfach zu krumm den ganzen Tag am Schreibtisch sitzen und der Magen keinen Platz in Ihrem Bauch hat oder dass Sie sich zu wenig bewegen oder sich zu wenig in Ihrem Leben bewegt.

Dazu gibt es einen ganz wichtigen Ausspruch meines Lehrers François Ramakers:

Die Milz hat das Problem, der Magen zahlt die Rechnung.

In Wirklichkeit kann man etwas nicht verdauen und hat eine Milz-Schwäche, einen Milz-Qi-Mangel, doch damit die Milz weiterarbeiten kann, weil das nun einmal lebensnotwendig ist, schiebt sie die Sorgen und Probleme einfach auf den Magen ab. Das heißt für die Kräuterbehandlung: **Die Milz stärken! Sie können alle Magenbeschwerden über die Milz angehen.** Dafür kennen Sie nun schon mehrere Mischungen: W14 (der pure Qi-Mangel), W15 (Qi-Mangel mit mehr Feuchtigkeit, Nierenstärkung), W16 (starker Qi- und Blut-Aufbau sowie seelischer „Aufbau"), W7 (Qi-Mangel nach Infekt, der nicht verschwindet, gegen innere Anspannung).

Wenn Sie einen richtigen **Stress-Magen** mit Schmerzen in der Magengegend oder Sodbrennen haben, sobald der Stress anfängt oder Sie nur an ihn denken, dann sehen Sie sich bitte Ihre Zunge an. Hat diese einen dicken – meist gelblichen – Belag, dann brauchen Sie **W10**, zumal die chinesische Behandlungshierarchie besagt: **Hast du Schmerz, Schleim oder Blut-Stagnation, behandle das und vergiss den Rest!** Dann haben Sie Schleim, also brauchen Sie, neben dem „Lieb-Sein-zur-Mitte", eine Anti-Schleim-Mischung:

W10, WEIDINGER-MISCHUNG NUMMER 10, „TROCKENER, ENTSPANNTER MAGEN" (modifiziertes Ping Wei San)

CANG ZHU	Rhizoma Atractylodis	31,00 %
HOU PO	Cortex Magnoliae Officinalis	24,00 %
CHEN PI	Pericarpium Citri Reticulatae	18,00 %
FO SHOU	Fructus Citrus Sacrodactylus	15,00 %
DA ZAO	Fructus Zizyphi Jujubae	6,00 %
ZHI GAN CAO	Radix Glycyrrhizae Uralensis (grillé au miel)	6,00 %

CANG ZHU, der Speichelkrautwurzelstock oder graue Atractylodes, sieht magenähnlich aus und auch wie ein eingetrockneter Schwamm. Als solcher saugt er Feuchtigkeit auf und scheidet sie aus. HOU PO, die Magnolienbaumrinde, löst Blockaden und Stagnationen von Feuchtigkeit, Qi und Nahrung. CHEN PI, die Mandarinenschale, wird bei Qi-Stagnation verwendet und wenn die Blockade des Qi im mittleren Erwärmer (Milz und Magen, Leber und Gallenblase) sitzt. Gleichzeitig trocknet CHEN PI Schleim und Feuchtigkeit. FO SHOU, die Buddhahandfrucht, eine Zitrusfrucht, die wie eine Hand mit Fingern aussieht, ist ein wunderbares Kraut für die Behandlung von stressbedingten Magenbeschwerden und Verdauungsproblemen.

DA ZAO und ZHI GAN CAO zusammen mit ein bisschen frischem Ingwer hineingerieben nennt man in der Chinesischen Medizin die drei Diener, um eine Kräutermischung bekömmlich, leicht verdaubar und dadurch effektiver zu machen.

Wir verwenden diese Mischung, um Schleim und Feuchtigkeit in Milz und Magen aufzulösen sowie das Qi in der Mitte zu bewegen, wenn viel Spannung in der Mitte als Qi-Stagnation vorhanden ist. Die klassische Indikation für Ping Wei San ist der Stress-Magen, bei dem sich Magenbeschwerden wie Druck, Schmerzen, Völlegefühl oder Sodbrennen, Aufstoßen, Übelkeit, Erbrechen durch Stress verschlechtern. Außerdem behandelt diese Mischung die diversen Milz-Symptome wie Blähungen, Durchfälle, Müdigkeit durch Schleim-Feuchtigkeit und schwere Beine (Feuchtigkeit). **Ganz wichtig:** Diese Mischung trocknet sehr stark und sollte nur bei Schleim und Feuchtigkeit angewandt werden. Verwenden Sie sie also nicht bei Yin-Mangel, wo ohnehin schon alles trocken ist! Kontrollieren Sie daher regelmäßig die Zunge und setzen Sie diese Mischung ab, sobald der Zungenbelag wieder normal ist! Als sanfte Alternative können Sie auch **W11**, „Sanft ohne Übel“, verwenden. Diese baut Schleim ebenfalls ab, trocknet aber nicht.

Haben Sie ein Völlegefühl im Magen, fühlt es sich an, als hätten Sie nach dem Essen Steine im Oberbauch oder als ob Sie nicht verdauen könnten, dann liegt wahrscheinlich eine Nahrungsstagnation vor. Dafür gibt es W12.

W12, WEIDINGER-MISCHUNG NUMMER 12, „HARMONIE DER MITTE“

(entgiftetes Bao He Wan)

SHAN ZHA	Fructus Crataegi	38,00 %
SHEN QU	Massa Medica Fermentata	12,00 %
LAI FU ZI	Semen Raphani Sativi	8,00 %
MAI YA	Fructus Hordei Vulgaris Germinantus	6,00 %
CHEN PI	Pericarpium Citri Reticulatae	6,00 %
XUAN FU HUA	Flos Inulae	12,00 %
FU LING	Sclerotium Poriae Cocos	12,00 %
LIAN QIAO	Fructus Forsythiae Suspensae	6,00 %

In dieser Mischung sind lauter Kräuter enthalten, die den Verdauungsprozess im Magen deutlich erleichtern und den Mageninhalt sanft in Richtung Dünndarm weiterschieben.

SHAN ZHA, Fiederweißdornbeeren oder Bergweißdorn, regt die Verdauung und die Produktion der Verdauungssäfte an, wobei vor allem die Fett- und Eiweißverdauung gestärkt wird. SHEN QU, eine fermentierte Medizinalmischung, ist eine Mischung aus Fructus Oryzae, Semen Raphani und Fructus Crataegi, welche zur Fermentierung angesetzt wird. Sie verbessert die Aufnahme der anderen Bestandteile dieser Mischung, wirkt verdauungsfördernd vor allem für Kohlenhydrate und Alkohol und hilft auch in anderen Kräutermischungen, schwerverdauliche Teile wie Mineralien und Muscheln aufzunehmen. LAI FU ZI, Rettichsamen, regt vor allem die Fett- und Eiweißverdauung an – daher isst man bei uns gerne Rettich zu einer Schweinshaxe, vielleicht auch, um sein Gewissen zu beruhigen, weil man etwas Gesundes isst –, löst Schleim, beseitigt Stagnationen des gesamten Verdauungsapparates mit Völlegefühl, Übelkeit, Erbrechen und Blähungen. MAI YA, gekeimte Gerstenkörner oder Malz, ist der Appetitanreger der Chinesischen Medizin – ein guter Appetit ist Zeichen von Gesundheit – und hilft vor allem bei der Kohlenhydratverdauung.

CHEN PI, die Mandarinenschale, bewegt das Qi und den Nahrungsbrei im Magen, XUAN FU HUA, die Alantblüte, löst Schleim auf, FU LING, das Kokospilzmyzel, löst Feuchtigkeit auf und LIAN QIAO, die Forsythienfrucht, kühlt die Hitze im Magen, die durch die Reibung im Rahmen der Blockade entsteht.

Diese Rezeptur ist eine ausgeklügelte Mischung von Kräutern, deren Zweck es ist, alles, was im Magen zu einer Stagnation führen kann, zu beseitigen. Die Kräuter sind auch noch so gewählt, dass die einzelnen Komponenten der Lebensmittel – also Eiweiß, Fett, Kohlenhydrate und chinesisch noch Schleim, Feuchtigkeit und Hitze – leichter verdaulich werden, und das, ohne dass die Chinesen vor zweitausend Jahren eine Ahnung von Eiweiß, Fetten oder Kohlenhydraten hatten. Zusammenfassend kann man diese Rezeptur bei jeder Art von Blockade der Mitte oder Verdauungsstörung geben, bei der Fülle nachweisbar ist, was sich wiederum als dicker, meist gelber Zungenbelag und angespanntem, meist beschleunigtem Puls zeigt, beides Zeichen von Hitze.

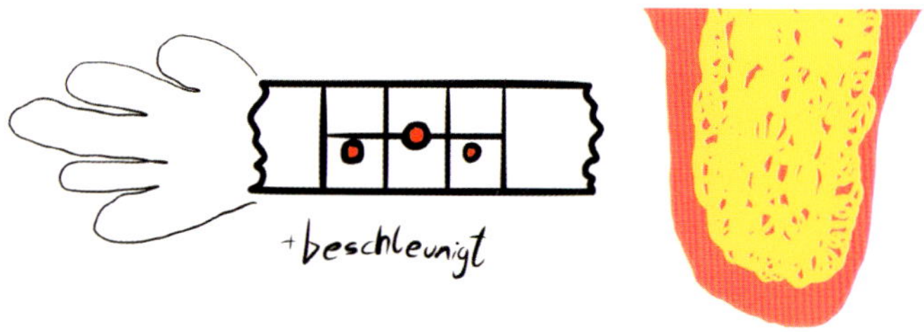

Die Beschwerden, für die W12 verwendet werden kann, sind folgende: das Gefühl, nicht verdauen zu können, Völlegefühl, Schmerzen in Brust und Bauch, Aufstoßen, Rülpsen, Sodbrennen, Mundgeruch, Appetitverlust, Übelkeit, Erbrechen, Blähungen, Durchfälle oder Verstopfung. Gerne wenden wir diese Mischung auch bei Kindern mit Verdauungsproblemen an. Sie kann auch prophylaktisch gegeben werden, wenn einem zum Beispiel ein schwerverdauliches Essen bevorsteht (einfach ein bisschen Bao He Wan, und schon geht's!) oder wenn man eine andere Kräutermischung nicht verdauen kann. Dann mische ich ein wenig W12 dazu.

Den meist dahintersteckenden **Mangel** (meist Milz-Qi-Mangel, aber auch Nieren-Yang-Mangel) wird man danach beheben.

Als Abschluss dieses Kapitels über Qi möchte ich Ihnen noch eine meiner Erfahrungsmischungen aus meiner Praxis für die Qi-Mangel-Depression vorstellen und in den Reigen der „W-Mischungen“ aufnehmen:

W82, WEIDINGER-MISCHUNG NUMMER 82, „STIMMUNG 1: QI- & GEIST-HEBER“

HUANG QI	Radix Astragali Membranacei	25,00 %
FU SHEN	Poria Paradicis	15,00 %
CHEN PI	Pericarpium Citri Reticulatae	10,00 %
YI ZHI REN	Fructus Alpiniae Oxyphyllae	10,00 %
SHI CHANG PU	Rhizoma Acori Graminei	10,00 %
YUAN ZHI	Radix Polygalae Tenuifoliae	10,00 %
YE JIAO TENG	Caulis Polygoni Multiflori	10,00 %
CHAI HU	Radix Bupleuri	5,00 %
GE GEN	Radix Puerariae	5,00 %

Dabei verwende ich drei Kräuter aus der Mischung W16: HUANG QI, die Astragaluswurzel, welche das Qi von Milz und Lunge stärkt, CHAI HU, die Hasenohrwurzel, zusammen mit GE GEN, der Kopoubohnenwurzel oder Kudzu-Wurzel als chinesische Hosenträger, um alles, auch den Geist, wieder nach oben zu bringen, was vor allem bei der Qi-Mangel-Depression notwendig ist. CHEN PI, die Mandarinenschale, bewegt das Qi der Mitte und behebt die Qi-Stagnation. YI ZHI REN, die Alpinia-Frucht, wärmt das Innere und schenkt der Mitte Wärme, um besser verdauen zu können. SHI CHANG PU, der Wurzelstock des grasblättrigen Kalmus, ist ein besonderes Kraut: Es öffnet die Sinne, macht den Kopf wieder klar, löst „Schleim im Herzen" – wenn die Öffnungen des Herzens durch Schleim verstopft sind – und entspannt den Geist. YUAN ZHI, die Kreuzblumenwurzel, beruhigt den Geist Shen, YE JIAO TENG, der vielblütige Knöterichstängel, nährt das Herzblut und hilft, die eigenen Emotionen wieder unter Kontrolle zu bekommen. W82 ist die Mischung für neue Höhenflüge des Geistes …

Die Leere – Yang

Schafft es die Mitte über längere Zeit nicht, genügend Qi zu produzieren, muss sie dennoch irgendwoher ihr Qi bekommen. Also geht sie zur Niere betteln. „Liebe Niere, gib mir etwas von deinen wertvollen Reserven. Gib mir bitte etwas Yang!"

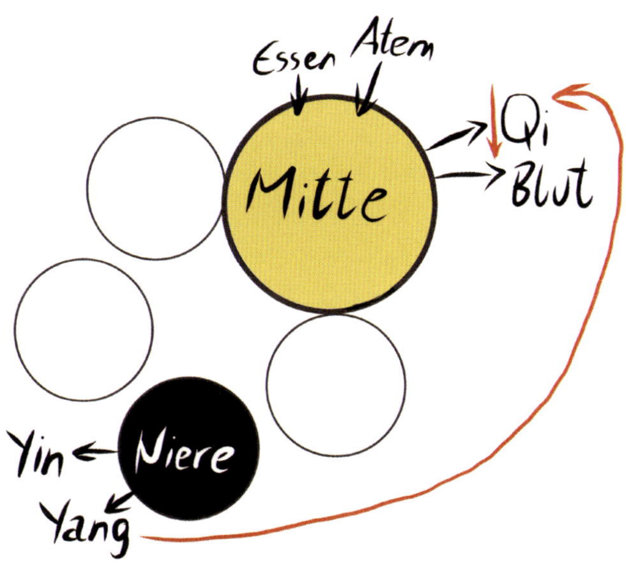

Sobald der Körper beginnt, seine Reserven aufzubrauchen, geht die Störung eine Ebene tiefer, was auch körperlich spürbar ist. Beim Yang geht es primär um Wärme, Stabilität des Stützapparates, Potenz und Fruchtbarkeit, je nachdem, wie tief der Yang-Mangel sitzt. Von den Symptomen her sagt man:

Der Yang-Mangel ist ein Qi-Mangel plus Kälte.

Kommen zur Erschöpfung und Müdigkeit des Qi-Mangels mit seinen Verdauungsproblemen und der fehlenden Belastbarkeit bei Anstrengung noch Kältesymptome wie ein Kältegefühl hinzu, das Gefühl, dass „bei Kälte alles schlechter wird", kalte Hände und Füße, Kälte in der Nierenregion, Schmerzen von der Nierenregion abwärts über Hüfte, Knie und Füße, dann liegt ein **Yang-Mangel** vor. Die Zunge ist dabei eher unscheinbar. Sie sieht wie die Zunge bei Qi-Mangel aus, ist blass und weist seitlich Zahneindrücke auf. Als Kältezeichen findet man einen vermehrten weißlichen Belag. Der Kältepuls ist ein langsamer Puls.

Die wichtigste Hausaufgabe bei der „Kälte-Depression" ist das Zuführen von Wärme. „Herr Doktor, mir ist immer so eisig kalt, wenn ich meinen Salat esse. Da setze ich mich sogar auf die Heizung …", habe ich eine Patientin noch im Ohr. Die Therapie dafür ist: warm essen, dann noch warm anziehen, gut bewegen, gut und tief durchatmen (wie zum Beispiel beim Yoga), die Kälte, die Ihnen im Alltag begegnet, einfach meiden oder sich mit viel Herz und Freude erwärmen und sich bei einer Verkühlung gut und mit viel Wärme auskurieren sowie das Fieber in Ruhe wirken lassen.

Eine einfache Mischung, um den Körper zu wärmen und die Seele zurück in ihre Mitte zu bringen, ist W8.

W8, WEIDINGER-MISCHUNG NUMMER 8, „WARME MILZ UND NIERE"

(modifiziertes Suo Quan Wan)

YI ZHI REN	Fructus Alpiniae Oxyphyllae	30,00 %
SHAN YAO	Radix Dioscoreae oppositae	30,00 %
WU YAO	Radix Linderae Strychnifoliae	30,00 %
ZHI GAN CAO	Radix Glycyrrhizae Uralensis (grillé au miel)	10,00 %

YI ZHI REN, die Alpinia-Frucht, wärmt das Innere und schenkt der Mitte Wärme, um besser verdauen zu können. SHAN YAO, die Yamswurzelknolle, ist ein sanft wirkendes Qi-Tonikum für Milz, Lunge und Niere. WU YAO, die Fieberstrauchwurzel, wärmt, löst Qi-Blockaden und Schmerzen, ZHI GAN CAO, die geröstete Süßholzwurzel, wärmt die Mitte und harmonisiert die Mischung.

Der Yang-Mangel kann mit jeder Qi-Mangel-Mischung behandelt werden, wenn man zusätzlich auf viel Wärme in Alltag und Nahrung (mit vielen Gewürzen) achtet, regelmäßig sanfte Bewegung macht, die eigenen körperlichen Grenzen sieht und respektiert sowie Körper und Geist viel Ruhe gönnt.

Die Leere – Blut und Yin

Die gerade besprochene **Depression des Qi-Mangels** zeigt sich vor allem durch Müdigkeit und Erschöpfung, die man auch durch viel Schlafen nicht lindern kann. Die Gedanken sind reduziert, es fällt einem schwer zu denken und sich zu konzentrieren. Sorgen und Grübeln können sich mehren, typisch beim Qi-Mangel ist aber das Fehlen von Gefühlen und das Fehlen emotionaler Regungen auch im Gesicht. Gleichgültigkeit dominiert gegenüber Hoffnungen und Zielen. Es scheint keine Perspektiven zu geben. Man fügt sich seinem Zustand, will eigentlich nur liegen und in Ruhe gelassen werden.

Ganz anders präsentiert sich die **Depression aufgrund eines Blut-Mangels:** Trotz Müdigkeit und Abgeschlagenheit rasen die Gedanken dahin, die fünf Geister geistern ungebremst durch den Körper, zumal das Blut fehlt, das sie entspannt. Besonders viel Blut für Ruhe und Ausgeglichenheit braucht der Geist **Shen**. Liegt ein **Herz-Blut-Mangel** vor, erkennt man

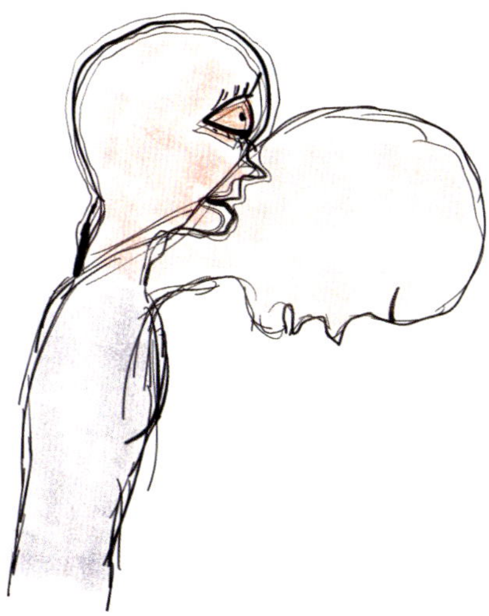

das gehäuft an einer **Manie**, welche sich in ungebremstem Tatendrang, Selbstüberschätzung und Euphorie zeigt. In dieser manischen Phase verausgaben sich Körper und Geist derart, dass die Manie häufig zu einem totalen Zusammenbruch sowie einer seelischen und körperlichen Erschöpfung führt. Dieses abwechselnde Auftreten von Manie und Depression nennt man **bipolare Störung**. Der früher gebräuchliche Name war **manisch-depressives Kranksein.**

Was dabei chinesisch fehlt, ist die Mitte.

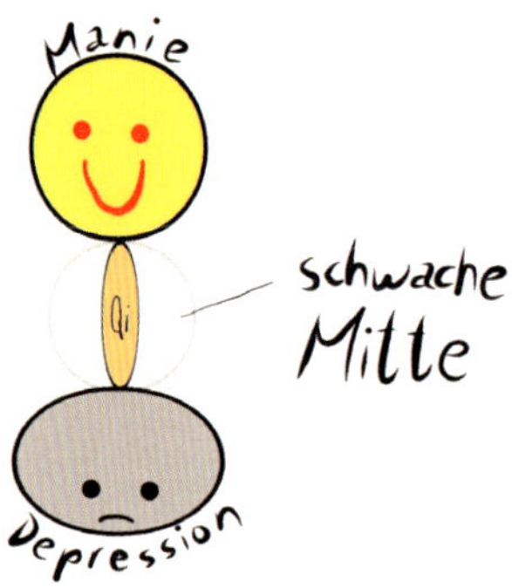

Qi benötigt die Balance von Blut, so wie Yin und Yang ausgeglichen sein sollen. Bei Blut-Mangel rasen die Gedanken im Kopf und die Gefühle im Körper, braucht es viel Kontrolle, man muss sich viel „zusammenreißen“, um halbwegs im Alltag zu funktionieren. Es kostet sehr viel Kraft, sich selbst unter Kontrolle zu halten, Kraft, welche ebenfalls die erschöpfte Mitte aufzubringen hat. Durch den Blut-Mangel wird die Leber angespannt, welche ja laut Chinesischer Medizin das Blut verwaltet. Wenn nichts zum Verwalten da ist, bereitet das der Leber viel Stress. Sich zusammenzureißen bedeutet ebenfalls Stress, wie auch der Anspruch an sich selbst, hochtourig funktionieren zu müssen. Blut kühlt, fehlt aber die Kühlung, überhitzt der Körper. Der gesamte Stoffwechsel läuft dann auf Hochtouren. Ein länger andauernder Blut-Mangel führt daher unweigerlich zur Anspannung der Leber, zu **Leber-Qi-Stagnation** und zu **Hitze**. Das erlebt man auch psychisch, und zwar als seelische Angespanntheit, oft ohne ersichtlichen Grund, man kommt nie „herunter“, durch die Hitze, die aufsteigt, es überwiegen die Gefühle Zorn und Wut, die Gefühle des Geistes der Leber, des Hun, und man ist immer gleich „auf 180“.

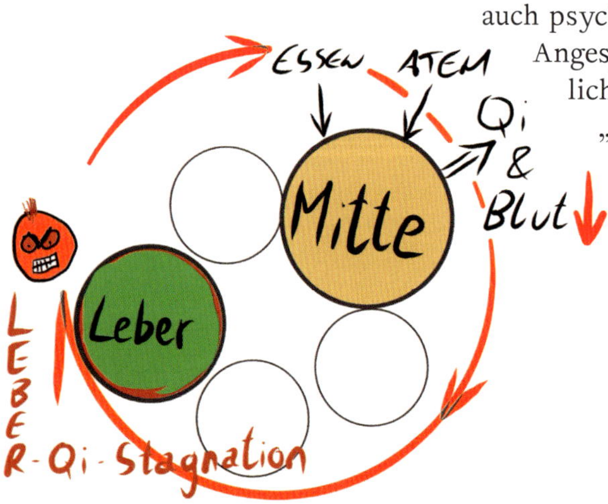

Die Übergänge sind hier fließend. Am Anfang steht oft eine Erschöpfung mit Qi-Mangel (da Blut ja aus Qi hergestellt wird) oder die Anlage zum Blut-Mangel, wie es Frauen generell durch ihre Monatsblutung während der gebärfähigen Jahre haben. Daher gilt der Ausspruch meines Lehrers:

Frauen sind Blut-Tiere, Männer sind Qi-Tiere.

Frauen bekommen eher einen Blut-Mangel, Männer einen Qi-Mangel, weil diesen oft die Einsicht fehlt, ihre eigenen Grenzen nicht zu übersehen. Männer funktionieren – nach dem Motto „Was mich nicht umbringt, macht mich härter!" – meist „archaischer". Chinesisch würde man eher sagen: „Was mich fast umbringt, erschöpft mein Qi."

Stress verbraucht Blut.
Das ist die dritte Ursache des Blut-Mangels.

Der Puls ist beim Blut-Mangel dünn und fein, aber angespannt (Leber!). Die Zunge ist blass und trocken.

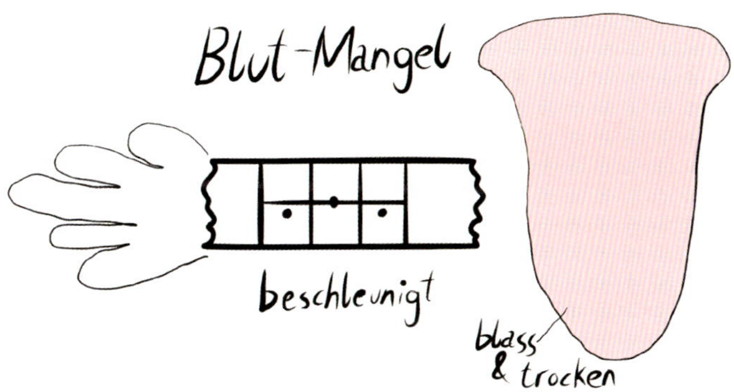

Der reine Blut-Mangel ist ein Erschöpfungssyndrom. Neben allerlei Hitze- und Trockenheitssymptomen im Körper stehen der rastlose Geist und die gleichzeitige Erschöpfung im Vordergrund. Neben „Lieb-Sein-zur-Mitte", Stress-Vermeidung und mehr Ruhe und Ruhephasen im Alltag kann Ihnen ein Blutaufbau mit chinesischen Kräutern sehr guttun. Als Beispiel möchte ich Ihnen **W18** vorstellen.

W18, WEIDINGER-MISCHUNG NUMMER 18,
„FRAUEN-BLUT-MISCHUNG“ (modifiziertes Tao Hong Si Wu Tang)

GOU QI ZI	Fructus Lycii	25,00 %
NU ZHEN ZI	Fructus Ligustri	15,00 %
DANG GUI	Radix Angelicae Sinensis	17,50 %
BAI SHAO YAO	Radix Paeoniae Lactiflorae	17,50 %
CHUAN XIONG	Radix Ligustici Chuanxiong/Wallichii	15,00 %
TAO REN	Semen Persicae	5,00 %
HONG HUA	Flos Carthami	5,00 %

Diese Mischung erklärt die beiden Komplikationen, die beim Blut-Mangel auftreten können, **Yin-Mangel** und **Blut-Stagnation**, wunderbar. Schafft es die Mitte längerfristig nicht, den Blut-Mangel über die Verarbeitung der Nahrung auszugleichen, muss sie zur Niere betteln gehen und sich etwas von den wertvollen Reserven nehmen, in dem Fall etwas vom wertvollen Yin. Das ist in etwa so, als ob Sie das Sparschwein plündern, damit Sie sich etwas zum Essen kaufen können. Das geht einige Zeit lang gut, aber irgendwann ist das Sparschwein leer, irgendwann sind die Reserven aufgebraucht. Wenn der Körper dann einmal in eine richtige Notlage kommt, in der er sonst auf seine Reserven zurückgegriffen hätte (zum Beispiel eine Steuernachzahlung ...), kommt es zum „Crash“ im Körper und verschiedene Krankheiten können auftreten. Um dem zuvorzukommen, enthält W18 bereits zwei Yin-Kräuter.

Diese sind GOU QI ZI, die Bocksdornfrucht oder Gojibeere, und NU ZHEN ZI, die Ligusterfrucht, der Samen der weiblichen Reinheit, zwei Kräuter, welche die Substanz, das Yin, aufbauen, Hitze kühlen und vor Austrocknung schützen.

Dann folgen zwei Bluttonika, nämlich DANG GUI, die Engelwurzwurzel, und BAI SHAO YAO, die Wurzel der weißen Pfingstrose. Erstere baut das Blut auf, wärmt und wirkt schmerzstillend. Sie ist in und nach der Schwangerschaft das wichtigste Kraut bei Schmerzen, Erschöpfung und Depression, auch beim sogenannten Wochenbett-Blues, der Depression nach der Geburt durch den Blut-Mangel. Die Wurzel der weißen Pfingstrose, BAI SHAO YAO, baut ebenfalls das Blut auf und entspannt die Leber und damit den ganzen Körper.

Nun folgen noch drei blutbewegende Kräuter, die einer Blut-Stagnation zuvorkommen wollen beziehungsweise diese auch behandeln:

CHUAN XIONG, der Szechuan-Liebstöckel-Wurzelstock, aktiviert die Qi- und Blutzirkulation stark, wirkt somit stark bewegend bei Qi- und Blut-Stagnation und ist dadurch schmerzstillend, vor allem beim Kopf (die Wurzelknolle sieht aus wie ein Gehirn!) und im Unterleib. TAO REN, Pfirsichsamen, sowie HONG HUA, die Färberdistelblüte, Safflorblüte oder auch wilder Safran, bewegen das Blut und lösen Blut-Stagnation, vor allem im Unterleib und bei Regelbeschwerden. TAO REN und HONG HUA werden typischerweise zusammen verabreicht, da sie sich in der Wirkung gegenseitig verstärken.

W18 ist somit für jede Blut-Mangel- und auch Yin-Mangel-Depression geeignet, vor allem auch dann, wenn es um Bauch- oder Kopfschmerzen geht und wenn die Beschwerden zu oder nach der Monatsblutung auftreten.

Die Symptome des Yin-Mangels sind: Blut-Mangel plus Hitze.

Blut-Mangel zeigt sich vor allem an Erschöpfung mit geistiger Unruhe, körperlich durch Trockenheit wie trockene Haut, Haare oder Schleimhäute. Beim Yin-Mangel liegen die gleichen Symptome vor, jedoch kommt es noch zu deutlich mehr Hitzeerscheinungen: Rötungen der Haut, Herzklopfen (Palpitationen), vermehrtes Schwitzen, vor allem abends ab 18 Uhr und nachts, sowie Durchschlafstörungen. W18 ist auch eine der Standardmischungen für **Wechselbeschwerden** und behandelt unter anderem die Depression während des Wechsels. Der Übergang von Blut-Mangel zu Hitze und Yin-Mangel ist fließend. Tritt die Hitze bei der Depression in den Vordergrund, kann man W18 noch „aufpeppen“:

W83, WEIDINGER-MISCHUNG NUMMER 83, „STIMMUNG 2: STARKE NIERE, KÜHLER KOPF“

HAN LIAN CAO	Herba Ecliptae	14,50 %
NU ZHEN ZI	Fructus Ligustri	14,50 %
TU SI ZI	Semen Cuscutae Sinensis	5,00 %
WU WEI ZI	Fructus Schizandrae	10,00 %
DANG GUI	Radix Angelicae Sinensis	12,00 %
CHI SHAO YAO	Radix Paeoniae Rubra	12,00 %
MU DAN PI	Cortex Moutan Radicis	12,00 %
ZHI MU	Rhizoma Anemarrhenae	10,00 %
CHUAN XIONG	Radix Ligustici Chuanxiong/Wallichii	10,00 %

HAN LIAN CAO, das Eclipta-Kraut, nährt das Yin und kühlt das Blut, NU ZHEN ZI, die Ligusterfrucht, nährt das Yin, TU SI ZI, stärkt die Essenz der Niere, das Jing, und hält dieses zusammen, WU WEI ZI, die „Frucht der fünf Geschmacksrichtungen", beruhigt den Geist, stoppt das Schwitzen, stärkt die Lunge und hält das Jing zusammen. Nebenbei beendet die Schizandrafrucht das Schnarchen. DANG GUI, die Engelwurzwurzel, baut das Blut auf und bewegt es. CHI SHAO YAO, die rote Pfingstrosenwurzel, kühlt gemeinsam mit MU DAN PI, der Rinde der Strauchpäonienwurzel, das (hitzige) Blut. ZHI MU, die Muttergedenkenwurzel, kühlt die durch den Yin-Mangel entstandene Hitze im Körper.

Der Zungenkörper ist oft abgeflacht, rissig oder klein, gerötet und trocken, der Zungenbelag ist vermindert.

Das Hauptkriterium für Hitze im Puls ist sein Tempo. Ein normaler, ruhiger Herzschlag liegt bei 60 bis 80 Schlägen pro Minute. Alles darüber heißt chinesisch „Hitze". Je schneller, desto heißer. In diesem Fall haben wir einen beschleunigten Puls von etwa 90 bis 110. Typischerweise treibt der Yin-Mangel den Puls auch nach oben, um nahe der Hautoberfläche Hitze nach außen abzugeben. Als Zeichen des Blut-Mangels ist der Puls fein und je nach verbliebener Kraft der Leber gespannt.

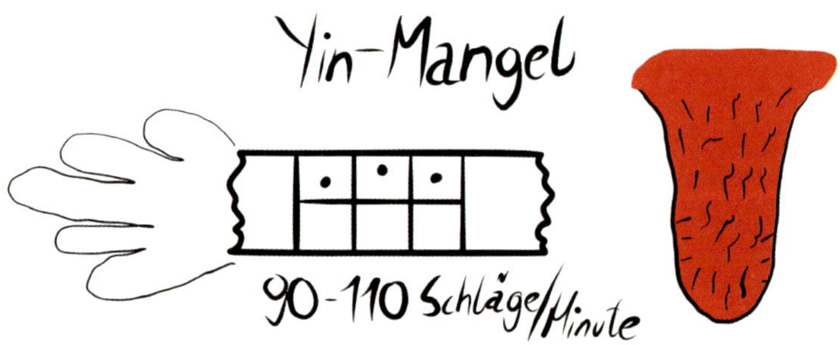

Diese Mischung kümmert sich um die **Achse Herz/Niere**, die so wichtig ist, damit es einem seelisch gut geht. Sie enthält Kräuter, die die Nierensubstanz nähren, gleichzeitig die Basis der Kühlung und der Kraft im Körper stärken, die vorhandene Hitze kühlen, damit man einen kühlen Kopf bekommt und der Shen seine Mitte findet, vor allem, wenn Sie sich gleichzeitig um Ihre Mitte kümmern ...

Herzblut

Entscheidend in der Depression ist das **Herzblut**. Der Shen, der Geist des Herzens, der Chef aller Geister im Körper, braucht viel Blut, um entspannt zu sein, keine Manie zu entwickeln sowie in Ruhe zu strahlen. Generell brauchen alle Geister viel Blut, um entspannt zu sein und zu ruhen. In meiner Vorstellung sitzen die Geister in dem jeweiligen Organ in ihren Badewannen voller Blut …

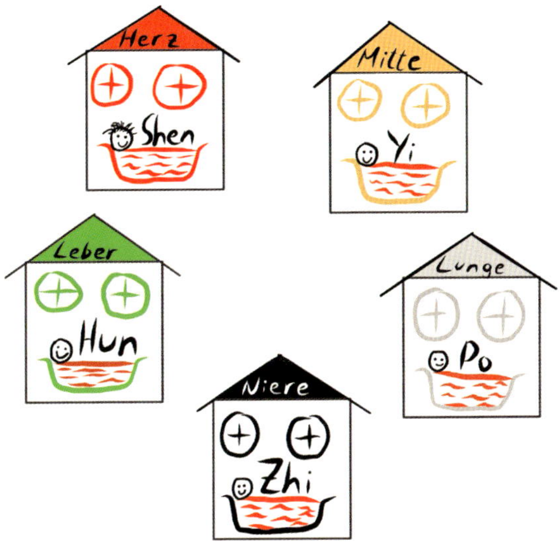

Oft reicht aber das Blut gerade nicht, um auch noch das Herz „oben“ zu versorgen. Ob jemand genügend Herzblut hat, erkennt man daran, ob er **strahlt**, ob man ihm oder ihr das Glück ganz einfach ansieht und ob man sich in seiner oder in ihrer Nähe wohl und zufrieden fühlt. Das Herzblut setzt der gesunden Mitte die Krone auf …

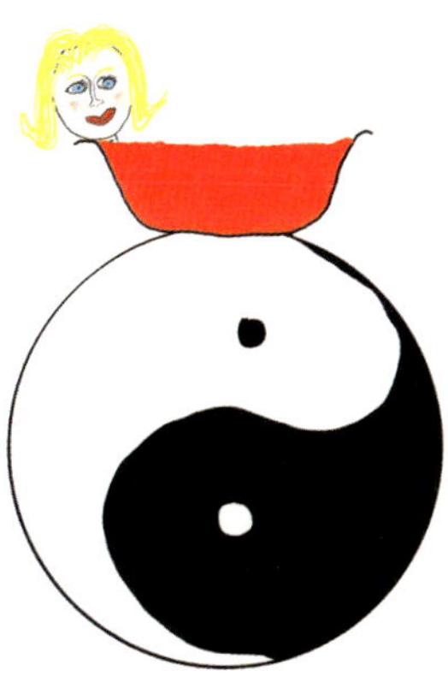

Allein schon, dass Sie die Mitte stärken und „lieb zu ihr sind“, kann das Herz auch wieder auffüllen, es öffnen und für Neues frei machen. Vielleicht genügt es ja bereits, dass Sie Ihren Stress konsequent abbauen, wieder regelmäßig und gut schlafen, Zeit für Ruhe und Ihre Lieben finden, Dinge aussprechen, nicht hinunterschlucken und nicht als Unverdautes in Ihrer Mitte liegen lassen. Vielleicht. Die chinesischen Kräuter sollen Sie auf diesem Weg unterstützen.

Wenn es um das Herz geht, betrachtet man die Spitze der Zunge. Ist diese gerötet, liegt **Herz-Hitze** vor. Ihr Geist kommt dann nicht zur Ruhe. Ist die Spitze blass, liegt ein **Herz-Blut-Mangel** vor, ist sie flach oder hat einen Riss, handelt es sich um einen **Herz-Yin-Mangel**. In allen Fällen ist es notwendig, das Herzblut und das Herz-Yin zu stärken und die Hitze zu kühlen.

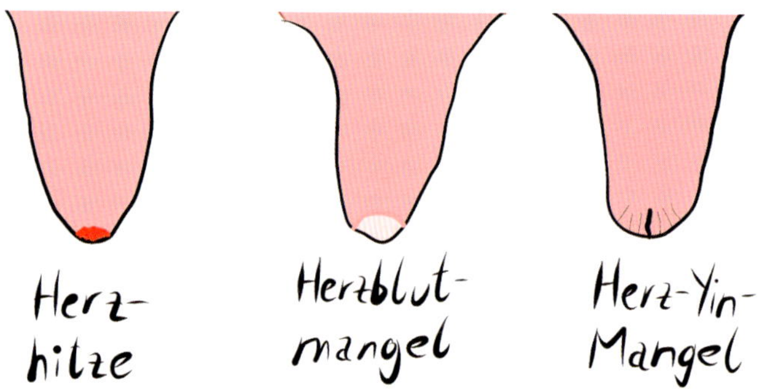

Zunächst eine Mischung für die **akute Herz-Unruhe:**

W84, WEIDINGER-MISCHUNG NUMMER 84, „STIMMUNG 3: SCHNELLE HERZ-RUHE“ (modifiziertes Gan Mai Da Zao Tang)

GAN CAO	Radix Glycyrrhizae Uralensis	20,00 %
FU XIAO MAI	Semen Tritici Aestivi Levis	40,00 %
DA ZAO	Fructus Zizyphi Jujubae	20,00 %
HE HUAN PI	Cortex Albiziae	10,00 %
SHI JUE MING	Concha Haliotidis	10,00 %

Hier gehe ich von der traditionellen Mischung Gan Mai Da Zao Tang aus, bestehend aus den ersten drei Kräutern: GAN CAO, die Süßholzwurzel, stärkt die Mitte und beruhigt, FU XIAO MAI, die gekeimten Weizenkörner, beruhigen den Geist sehr stark und beenden häufiges Schwitzen, sowie DA ZAO, die roten Datteln. Letztere stärken die Mitte, entspannen den Geist und machen die Mischung harmonisch, weil sie schön süß schmecken. Diese drei Kräuter zusammen stärken die Mitte akut und ziehen den Geist zur Qi-Produktion in Milz und Magen.

HE HUAN PI, die Rinde der Seidenakazie, beruhigt Shen und Hun. SHI JUE MING, die Schale der Seeohrenmuschel, beruhigt den Geist und bringt ihn nach unten.

Diese Mischung eignet sich für Manie, Depression mit großer Unruhe sowie für Panikattacken, da sie gleichzeitig blutdrucksenkend und körperlich beruhigend wirkt. Sie ist sehr leicht und gut zu verdauen, schmeckt süß und kommt ohne Bitterstoffe aus. **Durch den Weizen und das darin enthaltene Gluten ist diese Mischung nicht für Menschen mit Zöliakie, Gluten-Allergie und schwerer Glutenunverträglichkeit geeignet!** Aber für diese gibt es ja noch die vielen anderen Mischungen …

Oft gehen die Erschöpfung der Mitte und des Herzens Hand in Hand, was man an der Zunge gut erkennen kann: Diese ist dann als Zeichen des Qi-Mangels in der Mitte blass und feucht oder als Zeichen des Blut-Mangels seitlich und an der Spitze blass und trocken. Folgende Formel kümmert sich dabei um das Qi der Mitte und den Herz-Blut-Mangel, abgeleitet von der traditionellen Formel Gui Pi Tang:

W85, WEIDINGER-MISCHUNG NUMMER 85, „STIMMUNG 4: HERZBLUT UND MITTE-QI“ (modifiziertes Gui Pi Tang)

DANG SHEN	Radix Codonopsitis	12,00 %
HUANG QI	Radix Astragali Membranacei	12,00 %
FU LING	Sclerotium Poriae Cocos	12,00 %
SUAN ZAO REN	Semen Zizyphi Spinosae	12,00 %
LONG YAN ROU	Arillus Euphoriae Longanae	12,00 %
YUAN ZHI	Radix Polygalae Tenuifoliae	12,00 %
MU XIANG	Radix Aucklandiae Lappae	10,00 %
DANG GUI	Radix Angelicae Sinensis	10,00 %
ZHI GAN CAO	Radix Glycyrrhizae Uralensis (grillé au miel)	4,00 %
DA ZAO	Fructus Zizyphi Jujubae	4,00 %

Die ersten drei Kräuter stärken die Mitte und bauen das Qi auf. FU LING beruhigt auch noch ein wenig und entfeuchtet. SUAN ZAO REN baut das Herzblut auf und beruhigt den Geist, LONG YAN ROU, die Drachenaugenfrucht, nährt Blut und Qi und beruhigt den Geist. YUAN ZHI, die Kreuzblumenwurzel, beruhigt den Geist Shen und löst Schleim, MU XIANG, die Himalayaschartenwurzel, stärkt die Mitte und löst Blockaden und beruhigt den Geist Shen. DANG GUI, die Engelwurzwurzel, baut das Blut auf und bewegt es. ZHI GAN CAO, die geröstete Süßholzwurzel, und DA ZAO, die rote Dattel, runden die Mischung ab und helfen bei der Verdauung.

Jemand, der W85 braucht, hat eine Depression mit großer Müdigkeit, macht sich viele Sorgen, merkt sich Dinge schlechter und kann sich schlecht konzentrieren. Körperlich kommen noch Herzklopfen und Herzstolpern, schlechter Schlaf, Schwäche in Armen und Beinen sowie Verdauungsprobleme hinzu.

Lili-Syndrom

Eine besondere Form der Depression ist das sogenannte **Lili-Syndrom**, benannt nach dem Hauptkraut, mit dem es behandelt wird, nämlich der Zwiebel der Lilie (BAI HE, Bulbus Lilii). Dabei muss ich immer an eine Patientin denken: Sie wuchs bei ihrem Großvater auf und als dieser verstarb, entwickelte sie Asthma, also eine Lungenerkrankung. Tatsächlich ist das Lili-Syndrom eine Schwäche der Lunge, welche durch große Trauer ausgelöst wird. Verschwindet die Trauer nicht nach einiger Zeit, kann sie in eine permanente Traurigkeit übergehen, wobei das Qi und das Yin der Lunge und auch des Herzens (wegen fehlender Freude) geschwächt werden. Solche Menschen leben oft „wie in Trance", sind mit ihren Gedanken abwesend und doch innerlich unruhig und aufgewühlt. Sie wollen nicht sprechen, möchten nur im Bett liegen, doch die Unruhe treibt sie wieder aus dem Bett. Sie wollen sich bewegen, doch die Müdigkeit hindert sie. Dazu kommen körperliche Hitzesymptome des Yin-Mangels wie Wallungen, Herzklopfen, ein bitterer Geschmack und eine rote Zunge. Auch der Puls ist schnell. Als Zeichen der Anspannung verkrampfen sich die Bronchien und Atemlosigkeit entsteht oder es kommt zu einer Panikattacke mit plötzlichem Herzklopfen, Atemnot, Engegefühl im Brustkorb und tiefer Angst.

Die Hausaufgaben beim Lili-Syndrom sind klar vorgezeichnet: Seien Sie „lieb zu Ihrer Mitte", gehen Sie auf die Suche nach der Wurzel Ihrer Traurigkeit, lösen Sie die tiefe Trauer am besten mit einem Psychotherapeuten auf, lassen Sie wieder Freude in Ihrem Leben zu und stärken Sie sich, zum Beispiel mit W86.

W86, WEIDINGER-MISCHUNG NUMMER 86, „STIMMUNG 5: LILI-SYNDROM“ (Bai He Zhi Mu Tang)

BAI HE	Bulbus Lilii	68,00 %
ZHI MU	Radix Anemarrhenae	32,00 %

Traditionell verwendet man eine komplexere Formel beim Lili-Syndrom – Bai He Gu Jin Tang, welche zehn Kräuter enthält, aber schwer verdaulich ist. Diese einfache Mischung mit nur zwei Kräutern bringt es auf den Punkt. BAI HE, die Zwiebel der Lilie, ist ein sanft aufbauendes Yin-Tonikum für Lunge und Herz. Dabei kühlt es leicht, beruhigt den Po, den Geist der Lunge, repariert sanft das Lungengewebe, befeuchtet und fördert das Durchschlafen. ZHI MU, die Muttergedenkenwurzel, kühlt die durch den Yin-Mangel entstandene Hitze im Körper.

Diese zwei Kräuter zusammen behandeln Traurigkeit und Sorge, wenn Lunge und Herz geschwächt sind.

Stagnation

Die zweite große Ursache für eine Depression ist neben der Leere die Blockade, die Stagnation. Dabei geht es eigentlich immer um eine **Qi-Stagnation**, da Qi ja alles andere bewegt.

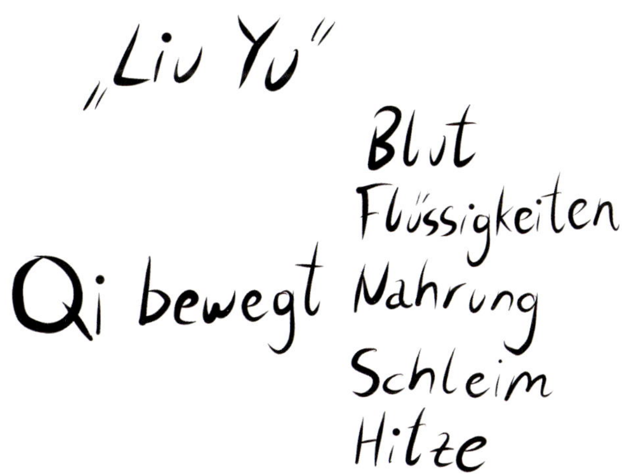

Im physiologischen Sinne sorgt das Qi dafür, dass das Blut im Körper gut fließt, die Flüssigkeiten im ganzen Körper gut verteilt werden, sich die Nahrung durch die Därme bewegt und problemlos den Körper verlässt, der physiologische Schleim der Schleimhäute diese gut befeuchtet und keine Klumpen bildet und dass die Körperwärme überall hinkommt und somit im gesamten Körper einen guten Stoffwechsel garantiert.

Im pathologischen Sinne führt die Qi-Stagnation durch die fehlende Bewegung der anderen Substanzen zu weitgreifenden Veränderungen im Körper. Meist spricht man von Leber-Qi-Stagnation, da diese Blockade primär die Leber betrifft, welche sich ja um den freien Fluss von Qi kümmert. Am gefährlichsten sind die **Blut-** und die **Schleim-Stagnation**. Ein Flüssigkeitsstau führt zu Ödcmen und Flüssigkeitsansammlungen, ein Nahrungsstau zu Schmerzen und Problemen, vor allem im Magen, welcher aber meist einfach mit W12 und anschließender geänderter Lebensführung (kleinere Portionen beim Essen, besser kauen, besser zubereiten und kochen und weniger roh essen) zu beseitigen ist, Hitzestau führt zu Symptomcn wie Hitzewallungen und Schwitzen oder auch zu Entzündungen.

Emotionaler Stress durch Wut, Zorn, Frustration, Hass oder Neid ist die Hauptursache für eine Leber-Qi-Stagnation. Als Teil der natürlichen Stressreaktion bei großer Gefahr, zum Beispiel, wenn Sie vor einem Löwen stehen, mit den Optionen **Kampf oder Flucht** (englisch fight or flight), spannt sich der gesamte Körper an, was man an dem typischen stark angespannten Puls und der ebenfalls angespannten Zunge mit aufgeworfenen Rändern erkennt.

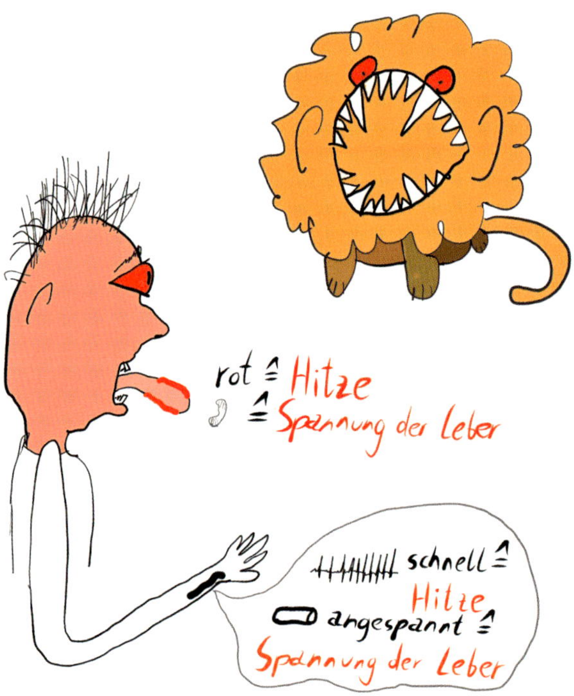
rot ≙ Hitze
≙ Spannung der Leber
schnell ≙ Hitze
angespannt ≙ Spannung der Leber

Dabei macht man einen bedrohlichen Stiernacken (der dann meist als „Verspannung“ weh tut), knurrt förmlich als Drohgebärde (man beißt die Zähne zusammen und presst die Luft durch den verkrampften Rachen), die Pupillen weiten sich (damit man mehr sehen kann), das Herz rast und der Blutdruck steigt, damit der Körper und das Gehirn besser mit Blut versorgt werden können, und die Gedanken werden schneller, damit man schneller Entscheidungen treffen kann.

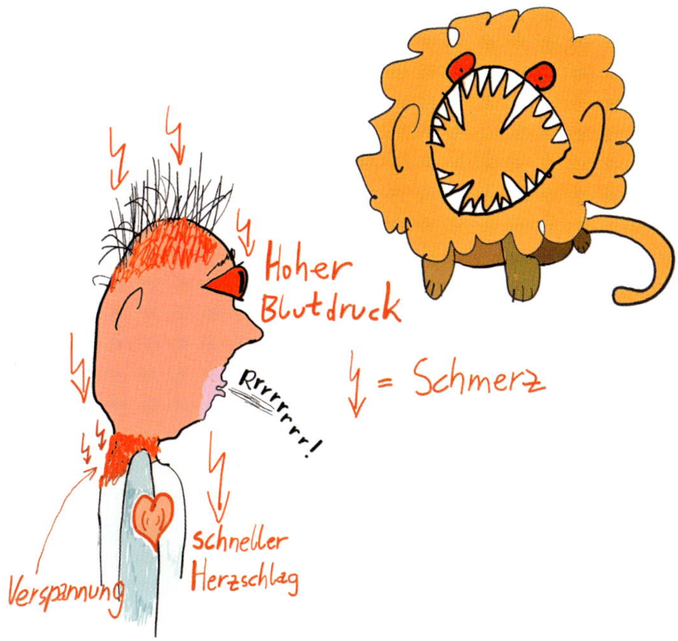

Kämpft man dann tatsächlich oder läuft man weg, hat all dies einen Sinn gehabt. Wenn man aber in diesem Zustand für Tage, Wochen oder Monate verharrt, rutscht man in eine tiefe Erschöpfung (es ist ja sehr anstrengend, sich dermaßen aufzuregen und so lange kampfbereit zu sein …) und seelisch in eine Depression.

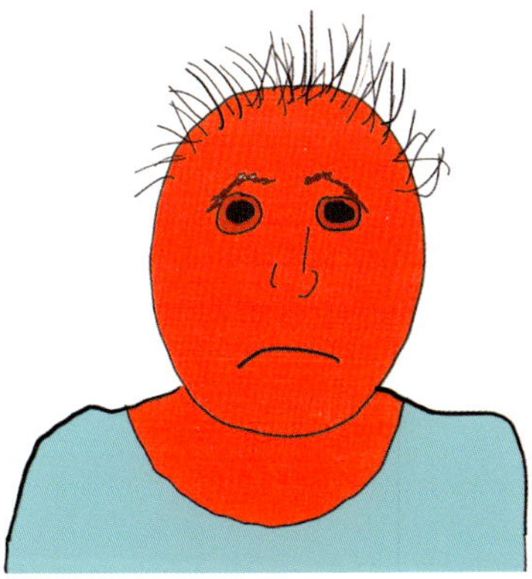

In der Tat laufen bei uns hier im Westen die meisten Menschen ständig im Kampf-oder-Flucht-Modus umher. Dabei genügt schon unser „täglicher Wahnsinn“ mit früh aufstehen, in die Arbeit hetzen, sich dabei über den Verkehr oder Verspätung der U-Bahn ärgern, in der Arbeit viel Leistung erbringen und eine gewisse Erwartung erfüllen müssen, am Abend nach Hause hetzen, sich eventuell noch im Fitnessstudio mit Gewichten oder Tempo am Laufband stressen, irgendwie entspannen und dann schlafen müssen, am nächsten Tag wieder auf müssen und so weiter. Leben wir ein Leben, dass nicht zu 100 Prozent unserem Biorhythmus, unserer inneren Uhr, unserem Arbeitstempo und unseren Überzeugungen von Sinn und Erfüllung entspricht, entsteht emotionaler Stress. Viele wollen diesen nicht wahrhaben und schaffen es sogar gut, ihn zu verdrängen oder nach dem Motto „Ich brauche den Stress" umzuwerten, also als Eustress, den positiv empfundenen Stress, umzuinterpretieren. Manche fallen dann völlig aus dem Rahmen, wenn sie auf einmal zusammenbrechen, Burn-out haben oder glauben, an einem Herzinfarkt sterben zu müssen, dabei ist es eine Panikattacke …

Verdrängte Gefühle sind doppelt gefährlich.

Der Zusammenbruch kommt dann oft unvorbereitet. Wer sich schlecht fühlt, kann etwas dagegen machen. Wenn man es geschafft hat, sich selbst zu täuschen oder sich einzureden, dass alles wunderbar ist, rast man mit 100 km/h bei geschlossenen Augen im Nebel auf eine Mauer zu …

In der Chinesischen Medizin haben wir es da sehr einfach. Ich kann den Betroffenen erzählen lassen, wie gut es ihm geht. Aber seinen Puls und seine Zunge kann er nicht schönreden …

Wenn der Puls sehr angespannt ist, fast schon tastbar ist über der Pulsposition, und die Zunge rote, aufgeworfene Ränder hat, befindet sich der Mensch vor Ihnen (auch der im Spiegel) gerade in einem Kampf-oder-Flucht-Modus, auch wenn er dabei lächelt …

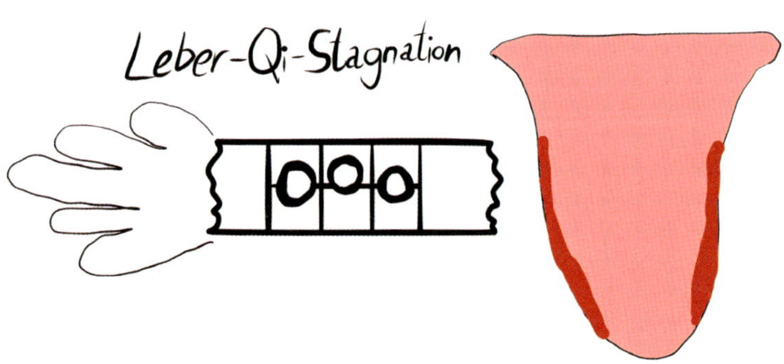

Spannung im Puls bedeutet Spannung im gesamten Körper. Wenn Sie am Ende des Körpers, über dem Handgelenk, schon so einen stark gespannten Puls tasten können, wie gespannt ist es dann weiter drinnen im Körper, näher am Herzen? Und diese Spannung muss ein Körper erst einmal aushalten können! Diese **Leber-Qi-Stagnation** muss unbedingt sofort behandelt werden, egal, welche Emotionen der Patient hat: Depression, Euphorie, Schmerzen, gar nichts …

W87, WEIDINGER-MISCHUNG NUMMER 87, „STIMMUNG 6: „KOMM RUNTER!" (modifiziertes Chai Hu Shu Gan San)

CHAI HU	Radix Bupleuri	14,00 %
XIANG FU	Rhizoma Cyperi	14,00 %
GOU TENG	Ramuli cum Uncis Uncariae	12,00 %
CHEN PI	Pericarpium Citri Reticulatae	10,00 %
ZHI KE	Fructus Citri Aurantii	10,00 %
LONG GU	Mastodi Fossilia Ossis	5,00 %
MU LI	Concha Ostreae	5,00 %
BAI SHAO YAO	Radix Paeoniae Lactiflorae	14,00 %
CHUAN XIONG	Radix Ligustici Chuanxiong/Wallichii	10,00 %
ZHI GAN CAO	Radix Glycyrrhizae Uralensis (grillé au miel)	6,00 %

CHAI HU, die Hasenohrwurzel, entspannt die Leber an der Oberfläche und XIANG FU, der Nussgraswurzelstock, entspannt die Leber in der Tiefe, vor allem im Unterleib. GOU TENG, der indische Morgensternzweig, vertreibt Stress und Wind aus dem Körper. CHEN PI, die Mandarinenschale, und ZHI KE, die Bitterorangenfrucht, lösen Spannung und Druck in der Mitte. LONG GU, der „Drachenknochen", entspricht Mineralien und bringt mit MU LI, der Austernschale, nach unten und beruhigt. BAI SHAO YAO, die Wurzel der weißen Pfingstrose, baut das Blut auf und entspannt die Leber und CHUAN XIONG, der Szechuan-Liebstöckel-Wurzelstock, bewegt Blut und Qi stark und löst damit Blockaden. ZHI GAN CAO, die geröstete Süßholzwurzel, wärmt und harmonisiert die Mischung.

Dies ist eine Mischung für eine Depression, welche durch überfließende Spannung, Wut, Zorn, emotionale Ausbrüche und von dem Gefühl, „sich nicht im Griff zu haben" gekennzeichnet ist. Sie hilft aber auch jenen, die lieber implodieren statt explodieren und dabei entspannt lächeln. Hält eine innere Anspannung längere Zeit an, erschöpft das vor allem das Blut und die Mitte.

Stress verbraucht Blut und hindert die Mitte, ihrer Verdauungsarbeit nachzukommen. Blut verbraucht Yin und geht mit der Zeit an die Niere.

Hier ist der Übergang fließend: Leber-Qi-Stagnation – Blutmangel – Qi-Mangel – (Feuchtigkeit und Schleim) – Leber- und Nieren-Yin-Mangel.

Puls und Zunge zeigen sich dann so, wie wir sie als TCM-Therapeuten hier im Westen sehr oft sehen: Der Puls ist etwas beschleunigt, nicht groß, ist fein und doch angespannt. Die Zunge weist als Zeichen des Blut-Mangels in der Leber blasse, belagfreie und oft abfallende Ränder auf. Generell ist der Zungenkörper dann blass und eventuell leicht vergrößert. Er kann auch Zahneindrückc als Zeichen der Feuchtigkeitseinlagerung haben. Der Zungenbelag ist in der Mitte etwas vermehrt.

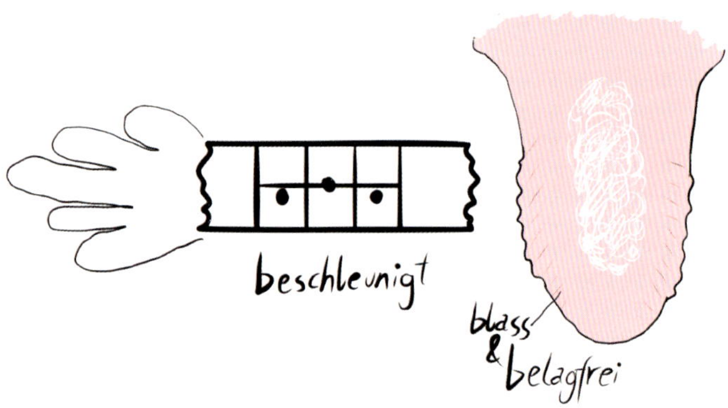

Die Basisformel für jede Form der inneren Anspannung sowie einen Blut- und Qi-Mangel ist **Xiao Yao San**, „the free and easy wanderer", der freie und unbeschwerte Wanderer, als W23 allgemein und rezeptfrei erhältlich.

W23, WEIDINGER-MISCHUNG NUMMER 23, „FREE AND EASY"
(Xiao Yao San, Pulver der heiteren Gelassenheit)

CHAI HU	Radix Bupleuri	17,50 %
DANG GUI	Radix Angelicae Sinensis	17,50 %
BAI SHAO YAO	Radix Paeoniae Lactiflorae	17,50 %
BAI ZHU	Rhizoma Atractylodis Macrocephalae	17,50 %
FU LING	Sclerotium Poriae Cocos	17,50 %
ZHI GAN CAO	Radix Glycyrrhizae Uralensis (grillé au miel)	8,50 %
BO HE	Herba Menthae Haplocalycis	4,00 %

CHAI HU, die Hasenohrwurzel, entspannt die Leber an der Oberfläche. DANG GUI, die Engelwurzwurzel, und BAI SHAO YAO, die Wurzel der weißen Pfingstrose, bauen gemeinsam Blut auf und lösen dadurch Spannungen. BAI ZHU, der großkopfige Speichelkrautwurzelstock, und FU LING, das Kokospilzmyzel, stärken beide die Mitte und lösen Feuchtigkeit auf. ZHI GAN CAO, die geröstete Süßholzwurzel, stärkt die Mitte und wärmt sie und BO HE, das chinesische Ackerminzkraut, kühlt den Kopf.

Fügt man dieser Mischung noch zwei kühlende Kräuter hinzu, wirkt „Free and easy" noch gezielter auf die Psyche: ZHI ZI, Gelbbeere oder Jasminglanz, sowie MU DAN PI, die Rinde der Strauchpäonienwurzel, kühlen das Blut und die Mitte, vor allem den Magen, und beruhigen einen überhitzten Geist.

W88, WEIDINGER-MISCHUNG NUMMER 88, „STIMMUNG 7: FREE AND EASY PLUS" (Jia Wei Xiao Yao San)

CHAI HU	Radix Bupleuri	14,00 %
DANG GUI	Radix Angelicae Sinensis	17,50 %
BAI SHAO YAO	Radix Paeoniae Lactiflorae	17,50 %
BAI ZHU	Rhizoma Atractylodis Macrocephalae	14,00 %
FU LING	Sclerotium Poriae Cocos	14,00 %
ZHI GAN CAO	Radix Glycyrrhizae Uralensis (grillé au miel)	7,00 %
BO HE	Herba Menthae Haplocalycis	2,00 %
ZHI ZI	Fructus Gardeniae	7,00 %
MU DAN PI	Cortex Moutan Radicis	7,00 %

Der klassische Puls für W88 ist links als Zeichen der Stagnation gespannt und rechts als Zeichen der Milz-Leere kraftlos. Das kann auch umgekehrt sein, denn dann handelt es sich um einen sogenannten Pulsus inversus. Bei diesem ist die Spannung so groß, dass (chinesisch gedacht ...) die Leber von links nach rechts in die Milz „hineinhüpft" und ihre Spannung nach rechts mitnimmt. Die Zunge zeigt neben der Blässe durch den Blut-Mangel zusätzlich Hitze, also rote Stellen.

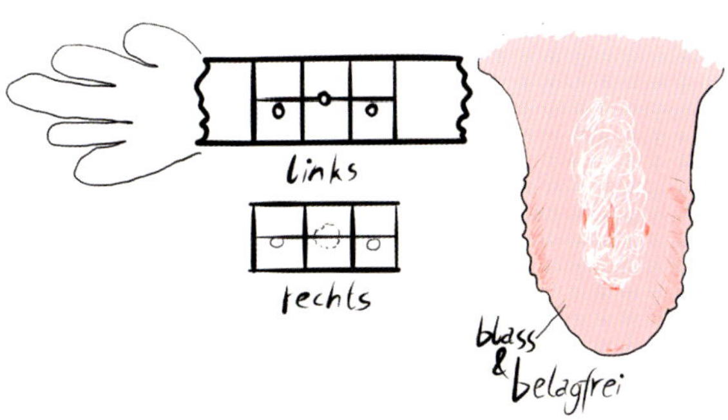

W88 ist bei folgenden Beschwerden ideal: Als Zeichen der Leber-Spannung wird die Depression bei Stress und vor der Menstruation schlimmer und als Symptome treten außerdem Wetterfühligkeit mit Kopfschmerzen, Hautausschläge, Magen- und Darmbeschwerden mit Entzündungen, Erschöpfung und Burn-out auf.

Blut-Stagnation

Die **Blut-Stagnation** tritt meist bei Personen über 50 Jahren auf. Sie ist oft ein Zeichen dafür, dass es sich um eine viele Jahre anhaltende Qi-Stagnation mit unterdrücktem Ärger, unterdrückter Wut, Sorge oder Schuld handelt. Gefördert wird eine Blut-Stagnation neben der schwachen Mitte mit Qi- und Blut-Mangel auch von Schleim, da alles auf dem Schleim kleben bleiben kann, auch das Blut. Bei der reinen Blut-Stagnation findet man auf der Zunge livide Flecken, vor allem im Bereich der Ränder, sowie gestaute Zungengrundvenen an der Unterseite der Zunge. Der Puls ist klassischerweise rau und sehr blockiert.

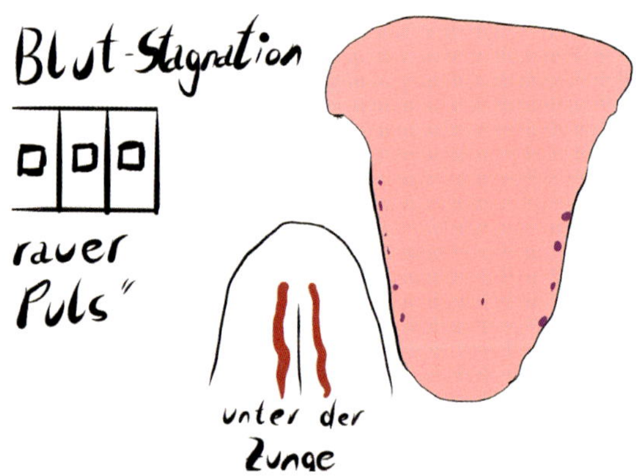

Eine Depression durch Blut-Stagnation zeigt sich oft durch schwere Erschöpfung mit gleichzeitiger Anspannung und Nervosität und durch unruhigen, traumreichen Schlaf. Auf der körperlichen Ebene können gleichzeitig Erkrankungen wie Diabetes mellitus, Krebs oder chronische Entzündungen auftreten.

Liegt eine Blut-Stagnation nahe, stellt diese eine Behandlungspriorität dar! Sie können diese auf jeden Fall mit der folgenden Mischung anfangen zu behandeln, sollten sich aber an einen TCM-Spezialisten wenden und sich auch von unserer westlichen Medizin durchuntersuchen lassen.

W30, WEIDINGER-MISCHUNG NUMMER 30: „WENN DER HUT BRENNT!"

DANG GUI	Radix Angelicae Sinensis	15,00 %
DAN SHEN	Radix Salviae Miltiorrhizae	10,00 %
E ZHU	Rhizoma Curcumae Zedoaria	10,00 %
SAN LENG	Rhizoma Sparganii	10,00 %
MU DAN PI	Cortex Moutan Radicis	10,00 %
CHI SHAO YAO	Radix Paeoniae Rubra	10,00 %
XIA KU CAO	Spica Prunellae	15,00 %
NU ZHEN ZI	Fructus Ligustri	10,00 %
DA ZAO	Fructus Zizyphi Jujubae	5,00 %
CHEN PI	Pericarpium Citri Reticulatae	5,00 %

W30 besteht zunächst aus vier Kräutern, die Blut bewegen (DANG GUI, DAN SHEN, E ZHU, SAN LENG), wobei zwei von diesen das Blut gleichzeitig aufbauen (DANG GUI, DAN SHEN). Dann folgen zwei Kräuter, die Blut kühlen (MU DAN PI, CHI SHAO YAO), ein Kraut, das Schleim auflöst (XIA KU CAO), ein Kraut, welches das Yin nährt (NU ZHEN ZI) und schließlich noch zwei Kräuter, die „lieb sind zur Mitte" (DA ZAO, CHEN PI).

Damit berücksichtigt diese Mischung auch den Schleim, welcher vorhanden sein könnte, die Hitze, welche durch die chronische Blockade entsteht, und den Yin-Mangel, der immer dann auftritt, wenn etwas lange besteht. Alternativ kann W37 verwendet werden, vor allem, wenn zusätzlich zu der Depression chronische Gelenk- oder Muskelschmerzen auftreten.

Schleim-Stagnation

Das Charakteristikum der **Schleim-Stagnation** ist, dass fast alle Beschwerden auftreten können. Schleim ist das Chamäleon der Chinesischen Medizin. Mein Lehrer François Ramakers hat immer gesagt: „Wenn nichts hilft, denk an Schleim!", zumal auch der Schleim, wenn er viele Jahre vorhanden ist, aus Puls und Zunge verschwinden kann. Der Körper gewöhnt sich einfach daran und zeigt es gar nicht mehr an …

Typischerweise findet man bei Schleim-Stagnation einen dicken gelben Belag auf der Zunge, der auch krustig eingetrocknet sein kann. Der Zungenkörper ist als Zeichen der Hitze rot oder zeigt rote Stellen. Der Puls ist sehr angespannt oder „schlüpfrig", wie wegrutschende Glaskugeln.

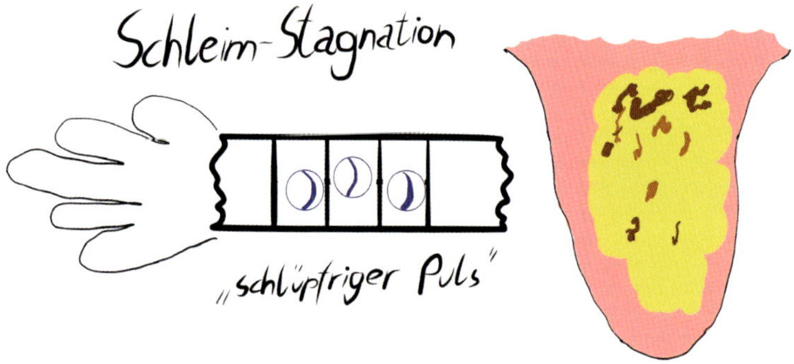

Der Patient oder die Patientin leidet dann schon lange an folgenden Beschwerden: Depression, Erschöpfung, Anspannung und Unruhe, Schlaflosigkeit, Herzklopfen, ein Gefühl von Schwere und Benommenheit im Kopf, ein Engegefühl im Brustkorb und vermehrter Schleim beim Aushusten aus der Lunge, Übelkeit, bitterer Geschmack, verschiedenste Verdauungsprobleme sowie chronische Entzündungen.

W89, WEIDINGER-MISCHUNG NUMMER 89, „STIMMUNG 8: SCHLEIM WEG" (modifiziertes Ban Xia Hou Po Tang)

XIA KU CAO	Spica Prunellae	23,50 %
FU LING	Sclerotium Poriae Cocos	23,50 %
ZI SU YE	Folium Perillae Frutescentis	12,00 %
HOU PO	Cortex Magnoliae Officinalis	17,00 %
HUANG QIN	Radix Scutellariae Baicalensis	10,00 %
HUANG LIAN	Rhizoma Coptidis	7,00 %
GAN JIANG	Rhizoma Zingiberis tostae	7,00 %

XIA KU CAO, die Braunellenähre, löst Schleim, vor allem bei Leber-Feuer, bei dem durch eine Leber-Qi-Stagnation viel Hitze in der Leber vorhanden ist. FU LING, das Kokospilzmyzel, löst Feuchtigkeit auf und schwemmt sie aus. ZI SU YE, das Blatt der Schwarznessel, harmonisiert Milz und Magen, HOU PO, die Rinde des Magnolienbaumes, bewegt das Qi und löst Blockaden auf. HUANG QIN, das Baikal-Helmkraut, leitet feuchte Hitze aus dem oberen Bereich des Körpers, also aus Kopf, Herz, Lunge und Magen aus. HUANG LIAN, der Goldfadenwurzelstock, leitet ebenfalls feuchte Hitze aus dem oberen Körperbereich aus und wirkt sehr stark beruhigend auf den Shen. GAN JIANG, der getrocknete Ingwer, gleicht mit seiner Wärme schließlich die Kälte der beiden letzten Kräuter aus.

Lassen Sie sich **W89** besser als Tabletten herrichten, da sie zwar extrem bitter ist, dafür aber auch sehr wirksam. Die Tablettenform erspart Ihnen auch die mögliche Gelbfärbung Ihrer Zähne durch HUANG LIAN, welche nach einiger Zeit aber ohnehin von selbst verschwindet. Durch die beiden Kräuter HUANG QIN und HUANG LIAN wird mit dieser Mischung auch das chronische Vorstadium des Schleims, nämlich die **feuchte Hitze** behandelt. Wie bereits erwähnt, ist diese etwas sehr Typisches für uns hier im Westen und zeigt **chronische Beschwerden** an, wie zum Beispiel chronische Entzündungen, chronische seelische Beschwerden oder chronische Überlastung des Verdauungsapparates mit schlechter Ernährung (insbesondere viel Heißes wie Frittiertes und Schnäpse, viel Rohes und schwer Verdauliches). **Diese Mischung ist äußerst wirksam, um einen überhitzten und getriebenen Geist zu beruhigen.** Bitte achten Sie in der Anwendung darauf, dass Ihre Zunge tatsächlich einen (dicken) gelben Zungenbelag aufweist und Ihr Puls beschleunigt ist, also schneller ist als 90 Schläge pro Minute. Da diese Mischung stark austrocknend ist, sollte sie nicht beim reinen Yin- und Blut-Mangel genommen werden. Auch kann die Mischung Durchfall verursachen. Wenn das der Fall ist, pausieren Sie bitte, bis der Durchfall vorbei ist, und gewöhnen Sie dann den Körper mit einer niedrigen Dosis langsam wieder an die Mischung. Der Durchfall ist ein Zeichen, dass gerade „stark ausgeleitet" wird, was positiv ist, aber gleichzeitig den Körper anstrengt und die Mitte schwächt. Darum wollen wir diesen unbedingt vermeiden. Schwemmen Sie die Kräutertabletten am besten mit einem heißen Ingwertee hinunter.

Abschließend finden Sie hier die Übersichtszeichnung zur Anwendung meiner chinesischen Kräutermischungen bei Depression und den verschiedenen Emotionen.

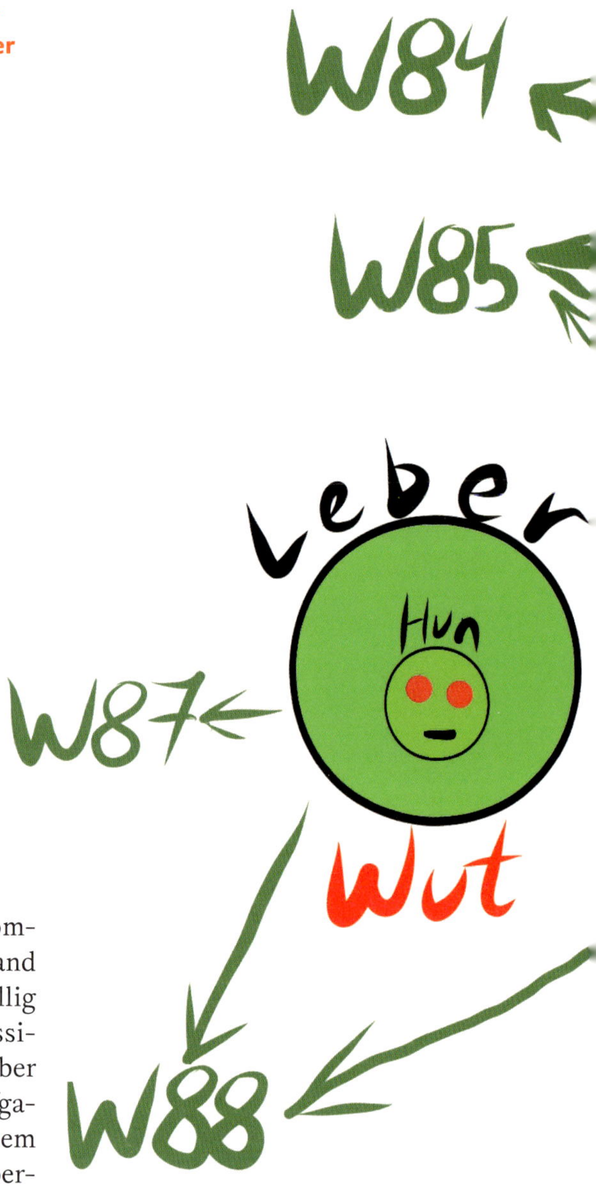

Wie Sie sehen, ist das Thema recht komplex. Aber je nach körperlichem Zustand und Ursache ist die Depression völlig unterschiedlich zu behandeln. Depression ist eben nicht gleich Depression. Aber in Kombination mit Ihren Hausaufgaben, dem „Lieb-Sein-zur-Mitte", dem Stressabbau, der regelmäßigen körperlichen Bewegung und dem direkten Lösen von Emotionen, wie wir das bei jeder einzelnen Emotion besprochen haben (erinnern Sie sich an den „Mutter-Kind-Zyklus" und den „Kontrollzyklus"), haben Sie ein sehr potentes Mittel in der Hand, um wieder gesund und glücklich zu werden!

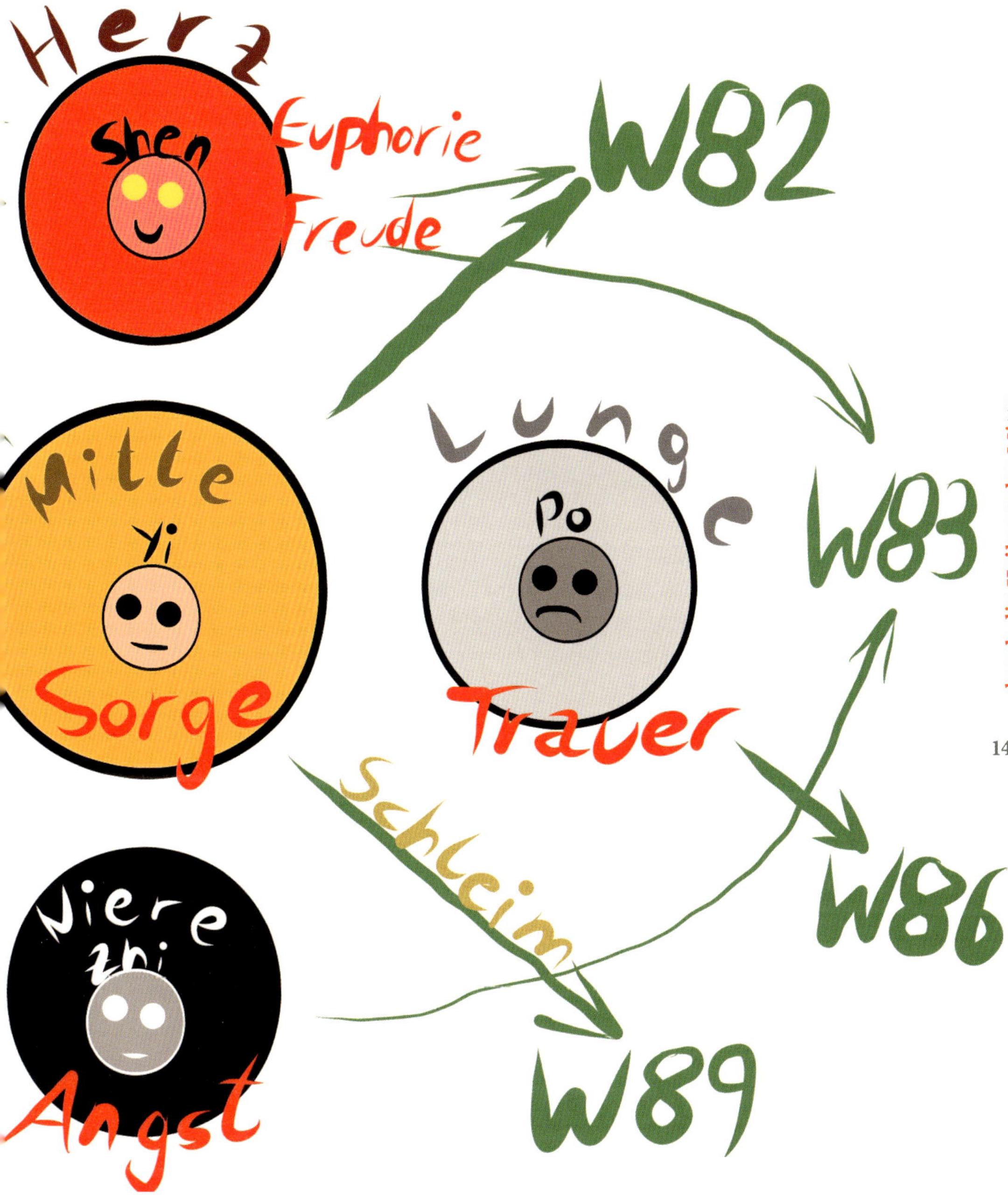
Herz
shen
Euphorie
Freude
W82
Mitte
yi
Sorge
Lunge
po
Trauer
W83
Schleim
W86
Niere
zhi
Angst
W89

Akupunktur

Ich habe Ihnen hier eine kleine Auswahl an effektiven Akupunkturpunkten zur Behandlung der Depression zusammengestellt. Wenn Sie Ärztin oder Heilpraktiker sind, können Sie die Punkte mit Nadeln stechen. Sie können sie aber auch mit einem Stäbchen, einem Stein, einer Münze oder einem Stück Holz kratzen, drücken, reiben oder mit den Fingern massieren. Dabei tasten Sie bitte gut die Gegend des Akupunkturpunktes ab und erspüren Sie, wo der Punkt richtig weh tut. Dort ist die Blockade und dort bearbeiten Sie die Haut und die darunterliegende Muskelschicht. Es sollten sich dann als Zeichen einer Entzündungsreaktion lokal eine Rötung und eine leichte Schwellung zeigen. Sie „stacheln also den Körper an", motivieren ihn, sich selbst zu reparieren. Räumt er nämlich die Entzündung weg, dann kommt es dadurch gleichzeitig zu verschiedensten Reaktionen im Inneren des Körpers: Das Gehirn wird angeregt, auch durch den Schmerzreiz, mehr Botenstoffe zu bilden und das Immunsystem wird angekurbelt, nicht nur diese eine Stelle zu reparieren, sondern auch ganz andere Stellen und Teile des Körpers. Was die Akupunktur auf jeden Fall kann, ist, **Spannung zu lösen und den Geist zu beruhigen**. Diesen Effekt sollten Sie sich zunutze machen, und das alte Wissen der Chinesen, welche Punkte wofür am besten geeignet sind, ebenfalls!

Wählen Sie bitte nicht zu viele Punkte, vielleicht zuerst einmal drei, später vier bis sechs Punkte (Frauen traditionellerweise auf der rechten, Männer auf der linken Seite des Körpers). Bearbeiten Sie diese Punkte ein- oder beidseitig nur eine bis ein paar Minuten, dafür aber ein- bis zweimal täglich! Den entspannenden Effekt der Akupunktur erleben Sie oft gleich und nach einigen Tagen bereits auch den Haupteffekt: Der Körper löst die Qi-Blockaden. Für tiefgreifendere Blockaden und Substanzaufbau brauchen wir gute Ernährung, seelische Nahrung und chinesische Kräuter oder eine westliche Alternative.

Die 13 Geister-Punkte
(Gui Xue, Ghost Points, Psycho-Punkte)

Wahrscheinlich erstmalig von dem berühmten Arzt Sun Si Miao beschrieben, sind dies Punkte, welche den Hun von seiner Kette lösen und unterdrückte Emotionen wie Wut, Zorn und Aggression herausbringen können. Behandeln Sie bitte immer nur drei Punkte dieser Liste während einer Sitzung und merken Sie sich jene, die Ihnen einfach nur guttun, als „Meine Geister-Punkte".

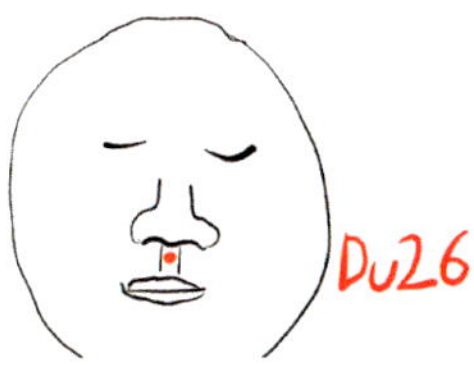

DU MAI 26 (DU26, RENZHONG, „WASSERGRABEN")

Du26 befindet sich unterhalb der Nase, am Übergang vom oberen zum mittleren Drittel des Philtrums, jener vertikalen Falte zwischen Nase und Mund.
Er beruhigt den Geist und wirkt vor allem gut bei **akuter Angst** und **akuter Panik**. Außerdem kann er bei Bewusstlosigkeit das Bewusstsein wieder herstellen.

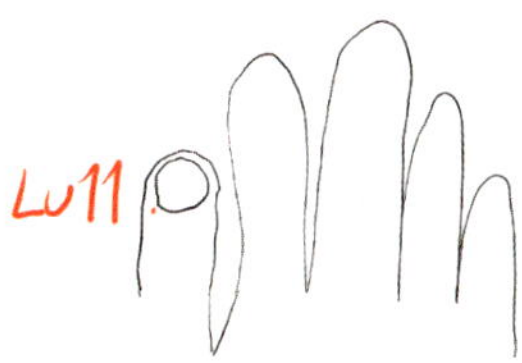

LUNGE 11 (LU11, SHAOSHANG, „JUNGES METALL" – HIER IST DER HELLE TON DES METALLS GEMEINT)

Lu11 befindet sich im äußeren (radialen) Nagelfalzwinkel des Daumens. Hier kann man gut mit dem Fingernagel des Daumens der anderen Hand hineindrücken.
Er ist ein wichtiger Punkt, um akute Hitze aus der Lunge auszuleiten. Lu11 beruhigt den Po und indirekt den Shen. Bei der Depression geht es um die akute Trauer, die starke Traurigkeit.

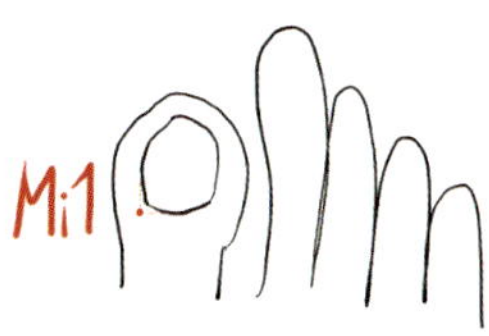

MILZ 1 (MI1, YINBAI, „VERBORGENES WEISS")

Mi1 befindet sich an der medialen Seite der Großzehe im Nagelfalzwinkel (entsprechend Lu11 an der Hand).
Er stärkt die Mitte und beruhigt den Geist. Wie Lu11 lässt auch er sich gut mit dem Daumennagel drücken.

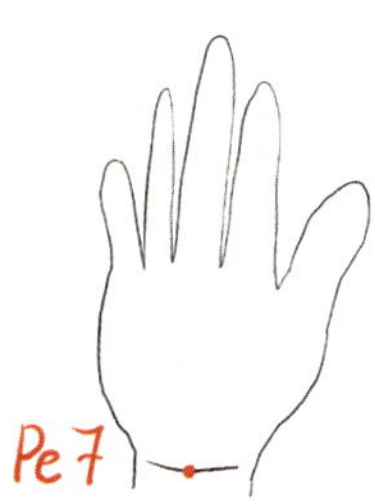

PERIKARD 7 (PE7, DALING, „GROSSER HÜGEL")

Pe7 befindet sich in der Mitte der Handgelenksbeugefalte. Er ist ein sehr wichtiger Punkt, um den Geist Shen zu beruhigen.

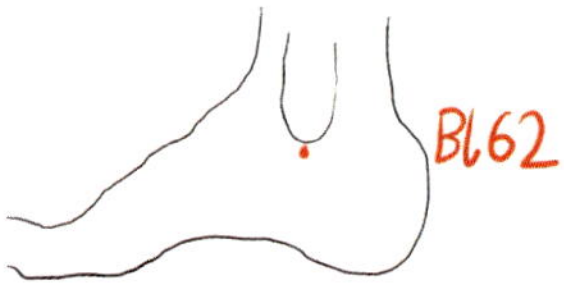

BLASE 62 (BL62, SHENMAI, „GEFÄSS DER STRECKUNG")

Bl62 befindet sich in einer Vertiefung unterhalb des Außenknöchels. Er ist ein wichtiger Punkt bei psychischen Störungen, die „an die Nieren gehen" sowie bei psychosomatischen Erkrankungen.

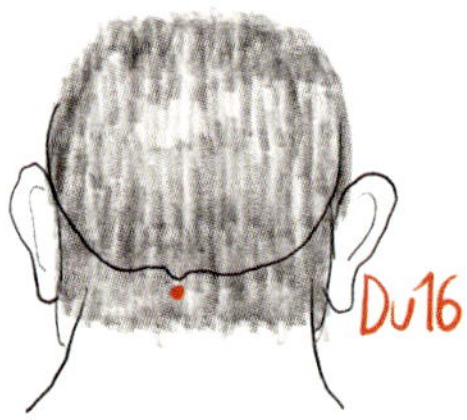

DU MAI 16 (DU16, FENGFU, „PALAST DES WINDES")

Du16 befindet sich in der Mitte des Nackens, etwa einen Zentimeter über dem Haaransatz, direkt unterhalb des hier tastbaren Knochenvorsprungs. **Mit der Nadel nur oberflächlich stechen!** Er ist der Hauptpunkt gegen jede Form von Wind. Einerseits ist der Wind gemeint, der uns die Kälte in den Nacken treibt und Kopfschmerzen verursacht, andererseits steht Wind auch für jede Form von Stress und seelischer Belastung, welche Spannung im Körper erzeugt. Bei der Depression hilft es, diesen Punkt gut zu behandeln, um Spannungen, Gedankenrasen und Druck aus dem Kopf zu entfernen. Nicht umsonst krault man diesen Bereich bei Kleinkindern, wenn sie nicht einschlafen können und überdreht sind.

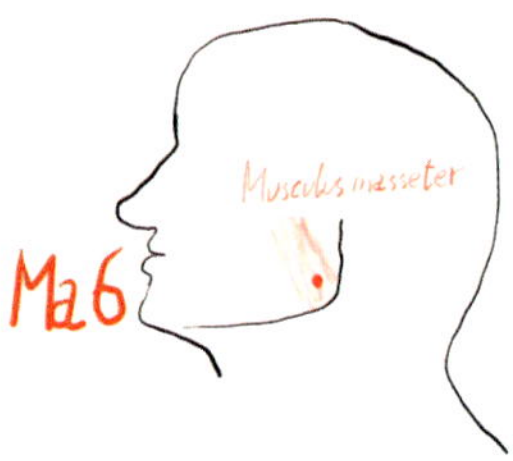

MAGEN 6 (MA6, JIACHE, „KIEFERKNOCHEN")

Wenn Sie Ober- und Unterkiefer fest zusammenbeißen, erhebt sich der Bauch des Kaumuskels, des Musculus masseter. Am höchsten Punkt, direkt über dem Kieferwinkel, dort, wo es am meisten weh tut, befindet sich Ma6. Er wurde von meinen Studentinnen und Studenten als „Antiaggressionspunkt nach Weidinger" benannt, zumal ich ihn regelmäßig anwende, um Spannungen im Kiefer und im Nacken zu lösen und all jene Gefühle auszugleichen, welche uns dazu bringen, die „Zähne zusammenzubeißen". Das kann ein Knurren sein wie bei einem Hund oder das Bilden eines Stiernackens, wenn man ständig mit dem Kopf durch die Wand gehen will. Außerdem löst er Wut und Aggression.

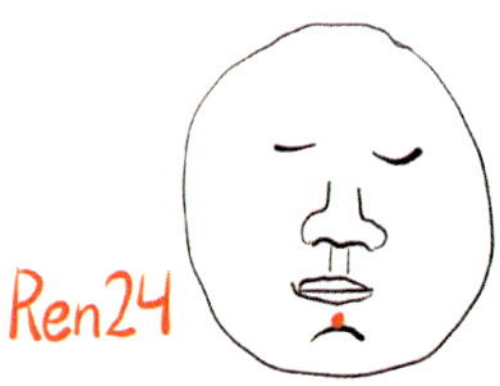

REN MAI 24 (REN24, CHENGJIANG, „BEHÄLTNIS FÜR FLÜSSIGKEITEN")

Ren24 befindet sich in der Mittellinie zwischen Unterlippe und Kinn, im Bereich der Kinnfalte.Er löst Spannung aus dem Gesichts- und Kopfbereich, klärt den Geist und lässt Ruhe in die Gedanken einkehren.

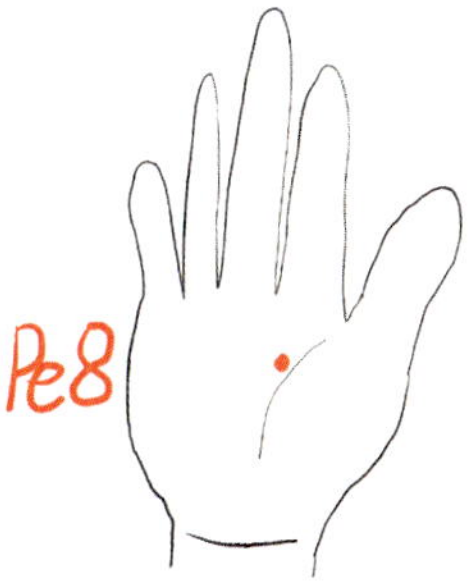

PERIKARD 8 (PE8, LAOGONG, „PALAST DER MÜHEN“)

Wenn man eine lockere Faust macht, befindet sich Pe8 unterhalb der Mittelfingerbeere auf der Handinnenfläche. Dieser Punkt kühlt Herz-Feuer, Herz-Hitze und Blut. Er ist ein stark beruhigender und stark ausgleichender Punkt. Ich zeige ihn gerne Eltern von hyperaktiven Kindern, damit sie ihn regelmäßig massieren.

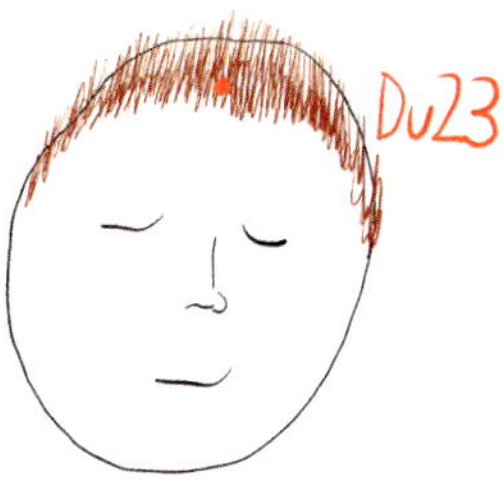

DU MAI 23 (DU23, SHANGXING, „OBERER STERN“)

Du23 befindet sich etwa zwei Zentimeter über der Stirnhaargrenze. Seine Stärke liegt darin, Spannung im ganzen Kopf zu lösen, den Geist zu beruhigen und die Gedanken zu klären.

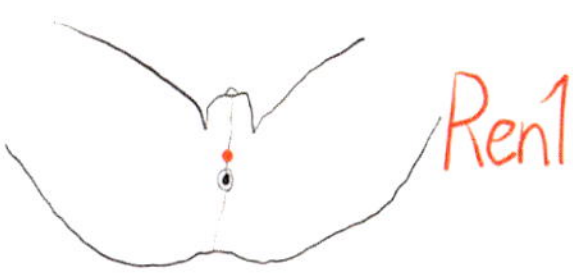

REN MAI 1 (REN1, HUIYIN, „ZUSAMMENTREFFEN DES YIN“)

Ren1 befindet sich in der Mitte des Damms zwischen Anus und äußerem Genital. Er eignet sich für die Selbstbehandlung durch Massage, um Blockaden im Unterleib zu lösen, auch seelische Blockaden, die von Missbrauch und belastenden sexuellen Erlebnissen herrühren. Die Behandlung sollte in Wärme und Ruhe stattfinden und von vielen liebevollen Gedanken begleitet sein.

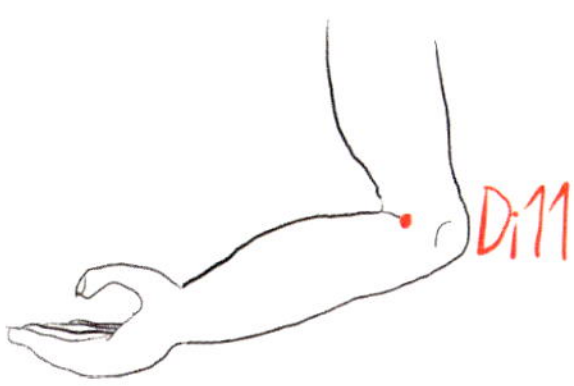

DICKDARM 11 (DI11, QUCHI, „GEKRÜMMTER TEICH“)

Beugt man den Arm, bildet sich im Ellenbogenbereich eine Falte. Am äußeren Ende dieser Falte, der Ellenbogenfalte, befindet sich Di11. Dieser Punkt erdet Körper und Geist und **löst Spannung** im Brustkorb- und Kopfbereich.

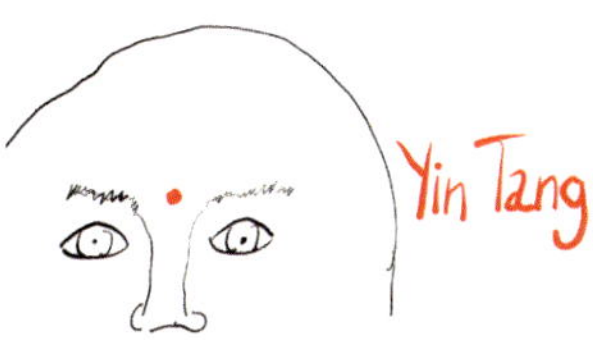

YIN TANG (POINT DE MERVEILLE, PDM, „WUNDERPUNKT“, „PUNKT DER MITTE“, „DRITTES AUGE“)

Dieser Punkt befindet sich in der Mitte der Verbindungslinie zwischen den Augenbrauen. Yin Tang macht den Kopf, den Geist und die Seele frei. In der Chinesischen Medizin sagt man, dass er hilft, den Weg zur Erleuchtung zu finden. Er ist also ein sehr wichtiger Punkt …

Wie ich bei Depression mein Akupunktur-Programm wähle

Erinnern Sie sich: Wenn es darum geht, psychisch ausgeglichen zu sein, braucht es nicht nur einen ruhigen Kopf mit einem klaren Shen im Herzen, sondern auch eine starke, stabile Mitte mit ausreichend Qi sowie eine fest verwurzelte, mit Reserven gefüllte Niere.

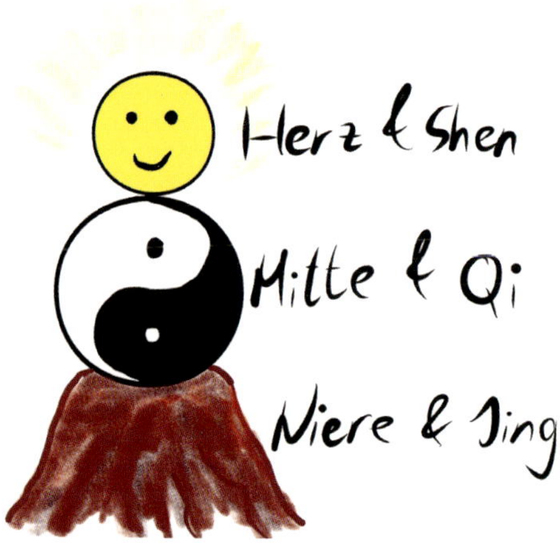

Einfach ausgedrückt heißt das „oben – Mitte – unten". „Oben" entspricht dabei dem oberen Erwärmer (zwischen Scheitel und Zwerchfell), „Mitte" dem mittleren Erwärmer (zwischen Zwerchfell und Nabel) und „unten" dem unteren Erwärmer (zwischen Nabel und Fußsohle).

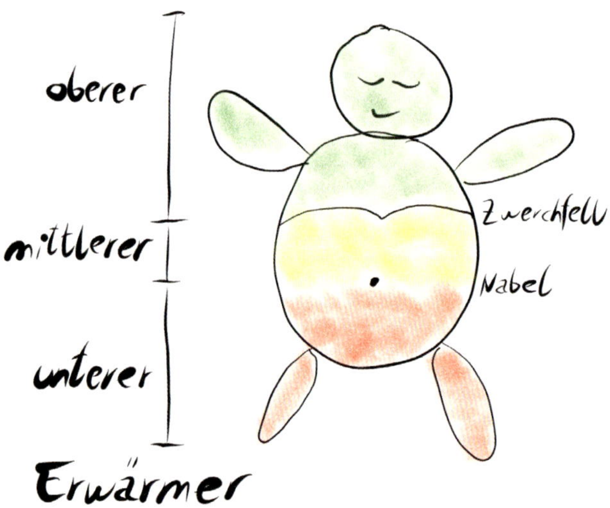

Ich achte daher bei der Behandlung der Depression immer darauf, Qi mit den Nadeln (dem Stäbchen oder der Massage) in alle drei Erwärmer zu schicken. Im einfachsten Fall heißt das, eine Nadel am Kopf, eine zwischen Zwerchfell und Nabel und eine am Bein.

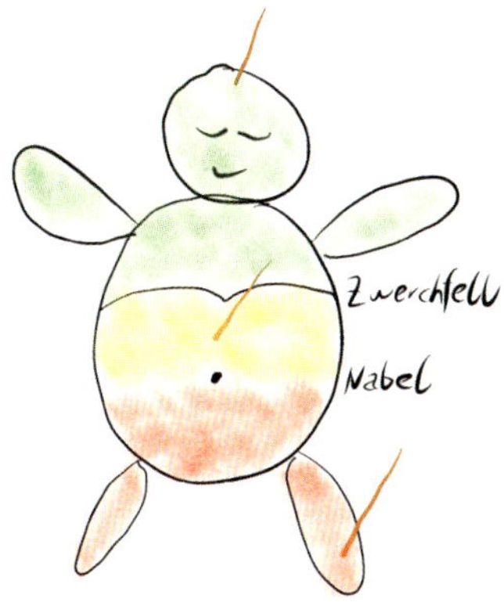

Rein optisch sollte das Akupunktur-Programm auch ausgeglichen und balancierend aussehen. Behandeln Sie also nicht nur am Kopf, wenn es um die Psyche geht, sondern auch an den Armen, am Bauch oder Rücken und den Beinen. Körper und Geist sollen wieder zu einer Einheit finden. Denken Sie daran: Überall, wo Sie stechen oder behandeln, kommt Qi hin, das Qi des Patienten oder der Patientin **und** Ihr eigenes Qi! Dorthin gelangt Energie, die etwas bewegt, repariert, ordnet und beruhigt. **Gehen Sie achtsam mit dem Qi Ihres Patienten oder Ihrer Patientin und mit Ihrem eigenen Qi um, gerade wenn Sie sich selbst behandeln.** Sie brauchen Dinge nicht zehnmal auf unterschiedliche Weise zu sagen, mit unterschiedlichen Akupunkturpunkten. Nehmen Sie in einer Sitzung einen Punkt für den Geist, aber behandeln Sie ihn in voller Konzentration und Achtsamkeit. Ihre Gedanken und Ihre Intention der Behandlung sollen bei der Nadel, dem Stäbchen, dem Stein oder Ihren Fingern sein! Mit der Zeit passen Sie Ihr Programm an Ihre Bedürfnisse an. Dann können es auch mehrere Punkte sein, aber bitte immer etwas für „oben“ (die Psyche), die „Mitte“ (die Mitte) und „unten“ (die Niere, die Wurzel)! Gerade für die Mitte befinden sich die besten Punkte auf den Beinen: Ma36 und Mi6, siehe Seite 152, und nicht im mittleren Erwärmer.

Wichtige Punkte bei Depression

Hier möchte ich nun noch ein paar **wichtige Punkte bei Depression** aus meiner persönlichen Erfahrung anführen:

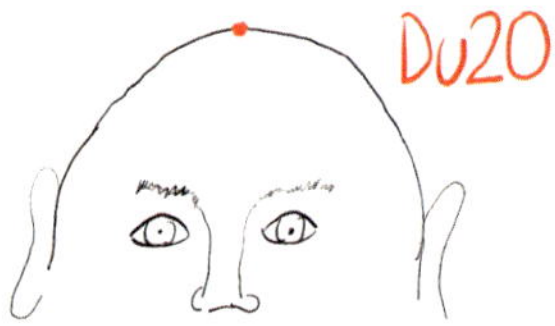

DU MAI 20 (DU20, BAIHUI, „HUNDERT TREFFEN")

Du20 befindet sich in der Mittellinie am höchsten Punkt des Kopfes, am Kreuzungspunkt der gedachten Verbindungslinie zwischen beiden Ohrenspitzen und der Schädeldachmittellinie. Ich verwende ihn bei fast jeder Akupunktursitzung als Abschluss, weil er alle Yang-Meridiane mit dem Leber-Meridian verbindet, dadurch das Qi im ganzen Körper fließen lässt und seelisch stark beruhigend wirkt.

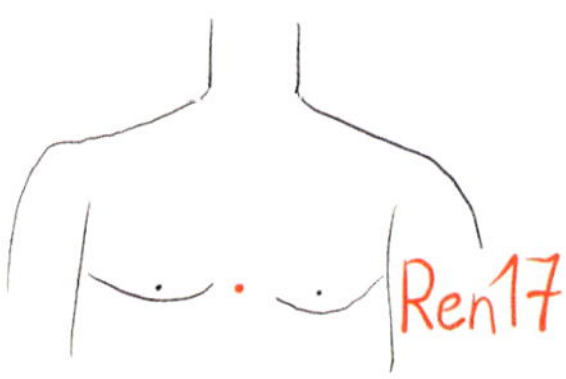

REN MAI 17 (REN17, SHANZHONG, „MITTE DER BRUST")

Ren17 befindet sich zwischen den Brustwarzen beziehungsweise in der Mitte des Brustbeins, in der vertikalen Mittellinie. Er löst körperliche Blockaden in Brustkorb und Lunge sowie Trauer und Traurigkeit und unterstützt die Atmung.

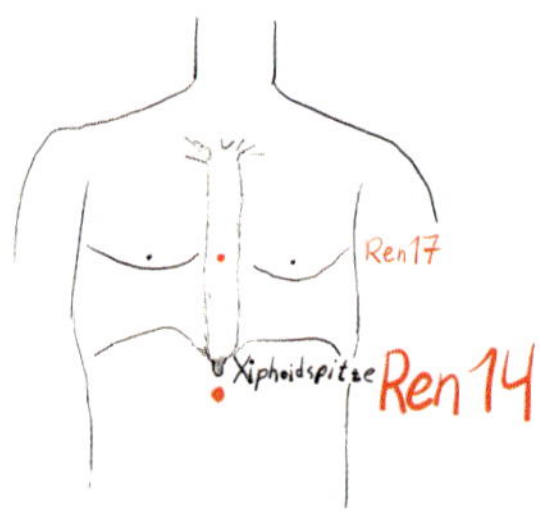

REN MAI 14 (REN14, JUQUE, „GROSSES PALASTTOR")

Ren14 befindet sich etwa einen Daumenbreit unterhalb der Brustbeinspitze (Xiphoidspitze). Er beseitigt Hitze und Unruhe im Herzen, beruhigt den Shen und stärkt auch das Organ Herz mit seiner Pumpfunktion. Ren14 ist ein wichtiger Punkt in der Behandlung von Panikattacken.

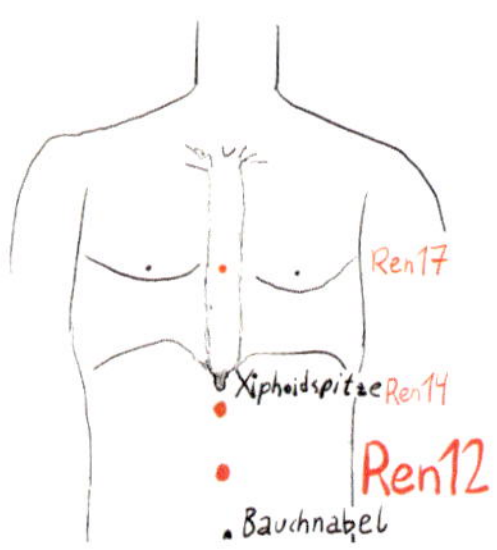

REN MAI 12 (REN12, ZHONGWAN, „MITTE DES MAGENS")

Ren12 befindet sich in der Mitte zwischen Bauchnabel und Ende des Brustbeines (Xiphoidspitze). Er ist ein wichtiger Punkt für die Mitte, den Magen und die gesamte Verdauung. Er ist quasi die „Mitte der Mitte".

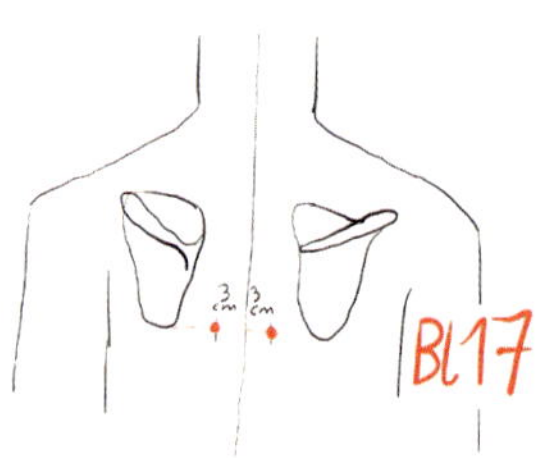

BLASE 17 (BL17, GESHU, „TRANSPORTPUNKT ZUM ZWERCHFELL")

Bl17 befindet sich bei hängenden Armen auf Höhe der unteren Spitze des Schulterblatts, und zwar etwa drei Zentimeter seitlich der Mittellinie. Er ist ein wichtiger Punkt, um das Blut zu kühlen, zu stärken, zu bewegen (bei Blut-Stagnation) und zu harmonisieren. Bl17 entspannt das Zwerchfell und den Magen.

BLASE 18 (GANSHU, „TRANSPORTPUNKT ZUR LEBER“)

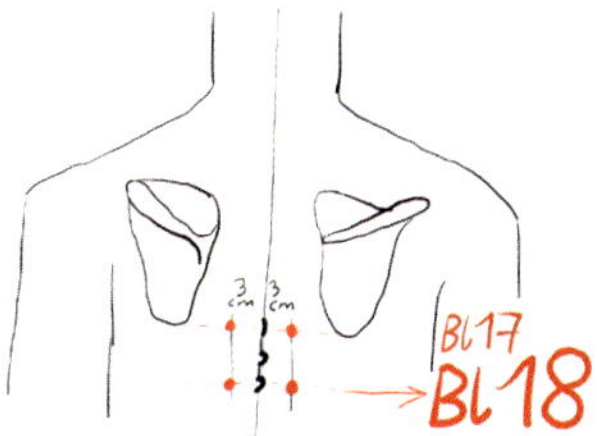

Tasten Sie sich von Bl17 noch zwei Wirbel, genauer gesagt zwei Dornfortsätze, in der Mittellinie hinunter und gehen Sie dann wieder drei Zentimeter nach außen. Genau dort befindet sich Bl18. Er ist ein wichtiger Punkt, um die Leber zu entspannen und den Hun auszugleichen. Außerdem löst er Muskelspannungen am ganzen Körper.

Diesen Punkt kann man bei starken Rückenverspannungen und, wenn der Patient am Bauch liegt, gut kombinieren mit:

DU MAI 14 (DU14, DAZHUI, „GROSSER WIRBEL“)

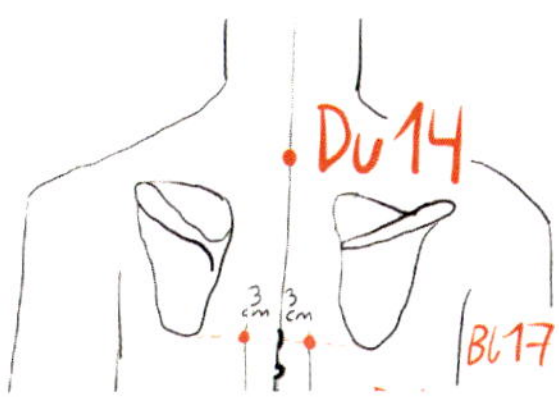

Du14 befindet sich in der Mitte unterhalb des Dornfortsatzes des siebenten Halswirbels: Legen Sie Mitte-, Zeige und Ringfinger auf den am stärksten erhobenen Wirbel (Dornfortsatz) der Halswirbelsäule. Der Patient beugt seinen Kopf nach vorne und dann nach hinten. Dabei spüren Sie, wie der sechste Halswirbelkörper verschwindet und der siebte Halswirbelkörper unverändert stehen bleibt.
Du14 ist ein mächtiger Punkt: Er löst Spannung und Enge im Brustkorb, baut bei starker körperlicher Erschöpfung auf und gleicht einen stark erregten Geist aus. Man sollte auch ein bis zwei Zentimeter seitlich von Du14 behandeln. So lösen sich auch muskuläre Spannungen im Hals-, Nacken- sowie im Kopfbereich und Atemnot verschwindet.

NIERE 1 (NI1, YONGQUAN, „SPRUDELNDE QUELLE“)

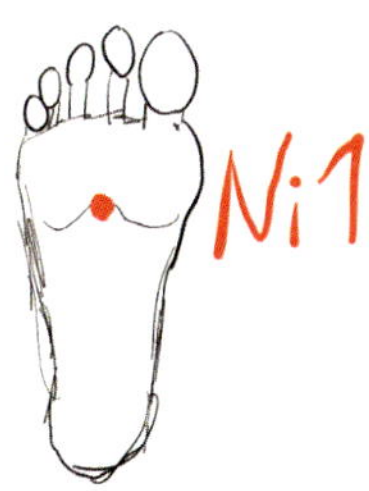

Ni1 befindet sich zwischen den Ballen auf der Fußsohle. Man kann ihn gut tasten. Dies ist wohl der wichtigste Punkt, um die Niere zu stärken und zu verankern. Er sollte nie genadelt werden, da dies die Niere schwächen kann. Sie sollten ihm aber Wärme und gutes Qi im Rahmen einer Massage oder einer Stäbchenbehandlung zuführen!
Hier hätten Sie zum Beispiel ein Programm für oben – Mitte – unten: Du20 + Ren14/Bl18 + Ni1

Einer der wichtigsten Punkte gegen Depression und fehlende Freude am Leben ist aus meiner Erfahrung der folgende:

HERZ 3 (HE3, SHAOHAI, „KLEINES MEER“)

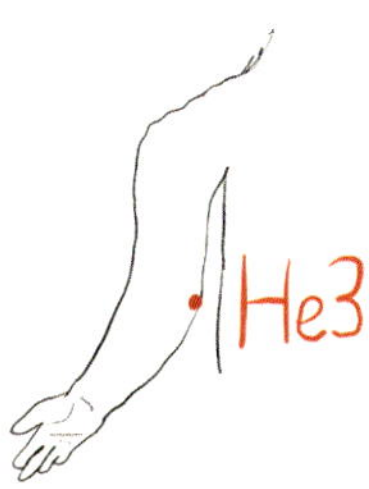

He3 befindet sich am Ellenbogen, gegenüber von Di11, und zwar beim abgewinkelten Arm am Ende der inneren (medialen) Ellenbogenfalte. Zumeist denkt man bei diesem Punkt nur an den sogenannten Golferellenbogen, also an Schmerzen, die typischerweise bei Golfspielern hier auftreten. Doch er ist vor allem ein Anti-Depressionspunkt!

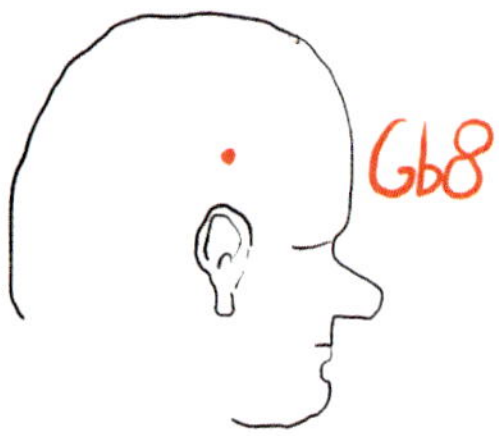

GALLENBLASE 8 (GB8, SHUAIGU, „GEBOGENES SCHLÄFENHAAR")

Gb8 befindet sich etwa zwei Querfinger über der Ohrmuschelspitze. Er ist ein wichtiger Punkt, um den Kopf zu beruhigen und Spannungen der Leber zu lösen. Den Punkt kann man wunderbar massieren.

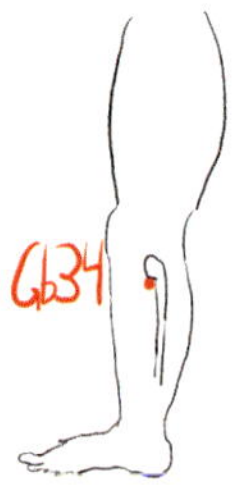

GALLENBLASE 34 (GB34, YANGLINGQUAN, „YANG-HÜGEL-QUELLE")

Gb34 befindet sich in dem Grübchen vor und unter dem Wadenbeinköpfchen. Er löst muskuläre Spannungen im ganzen Körper und beruhigt psychische Erregtheit.

Ein weiteres Prinzip in der Akupunktur ist die Kombination von „außen" und „innen", so wie die wohl wichtigste Kombination, um die Mitte zu stärken: **Ma36 + Mi6**

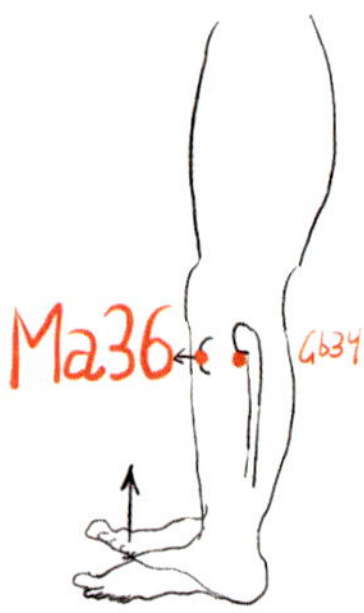

MAGEN 36 (MA36, ZUSANLI, „DREI-DÖRFER-PUNKT")

Hebt man bei gebeugtem Knie den Vorfuß und lässt man dabei die Ferse am Boden, so erhebt sich seitlich unterhalb des Knies der vordere Schienbeinmuskel zu einem kleinen Muskelberg. Auf der höchsten Stelle dieses Berges sitzt Ma36.
Ma36 ist wohl der berühmteste Punkt der Akupunktur, zumal ihm sogar nachgesagt wird, lebensverlängernd zu sein. Er ist sehr wichtig, um die Mitte zu stärken, vor allem in Kombination mit dem folgenden Punkt, Mi6.

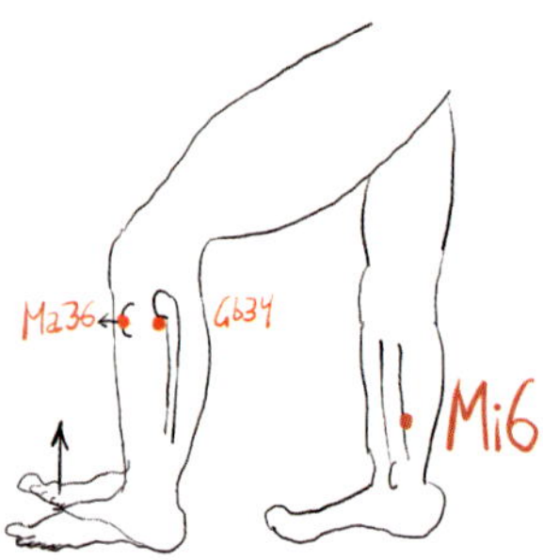

MILZ 6 (MI6, SANYINJIAO, „TREFFPUNKT DER DREI YIN")

Mi6 befindet sich an der Hinterkante des Schienbeins, etwa eine Handbreit über dem Innenknöchel. Er stärkt die Milz, aber auch die Leber und die Niere, und das am besten zusammen mit Ma36.

Eine weitere berühmte Kombination sind die **vier Tore**, welche, in Kombination behandelt, die Qi-Stagnation im Körper am stärksten lösen. Es sind dies die Punkte **Le3 + Di4 beidseits**. Aber Vorsicht: Das Tor zu den Emotionen kann so schlagartig aufbrechen, dass die Emotionen ungehemmt hervortreten. Auch kann der Blutdruck deutlich sinken, da die gesamte Spannung von einem Moment zum anderen abfällt.

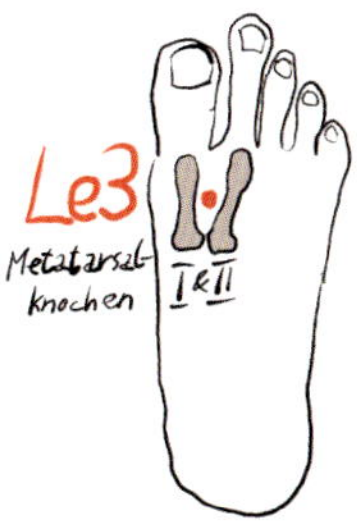

LEBER 3 (LE3, TAICHONG, „HÖCHSTER ANGRIFFSPUNKT")

Le3 befindet sich auf dem Fußrücken, zwischen dem ersten und dem zweiten Mittelfußknochen (Metatarsalknochen). Er bewegt das Qi stark, löst Blockaden und Spannungen im Körper und lindert Schmerzen.

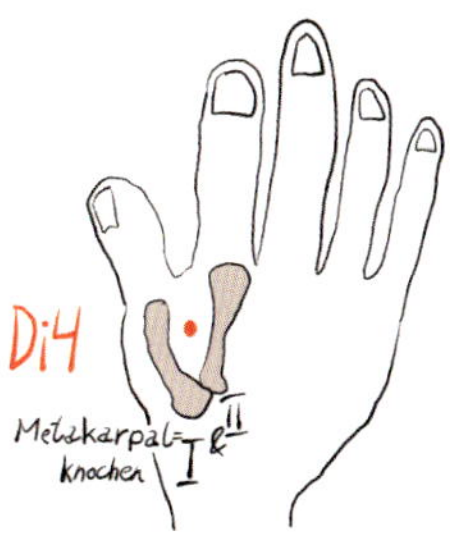

DICKDARM 4 (DI4, HEGU, „TALVERBINDUNG")

Di4 befindet sich auf der höchsten Stelle des Muskelwulstes, zwischen den Mittelhandknochen (Metakarpalknochen) von Daumen und Zeigefinger. Er wird je nach Kombination für vieles verwendet, zum Beispiel zur Immunstärkung oder um Spannungen im Kopfbereich zu lösen. Wir verwenden ihn bei psychischen Problemen mit Anspannung in Kombination mit Le3.

Ohrakupunktur

Abschließend möchte ich Ihnen noch drei Punkte aus der **Ohrakupunktur** vorstellen, die als eigenständiges Programm verwendet werden können. Für den seelischen Ausgleich funktioniert die Ohrakupunktur hervorragend, was sich in vielen westlichen Studien in der Suchttherapie (hier ist das sogenannte **NADA-Programm** zu nennen, siehe zum Beispiel www.nada-akupunktur.at) und zur seelischen Unterstützung bewiesen hat. Statt Nadeln kann man auch Körner verwenden, die man auf die jeweiligen Ohrpunkte klebt und so für bis zu drei Wochen belässt, oder man arbeitet mit einem feinen Stäbchen oder den Fingern massierend genau dort, wo der Patient beschreibt, dass es besonders schmerzhaft ist. Schmerz bedeutet „Stagnation", und genau diese wollen wir auflösen, auch im Ohr. Als Ohrmassage behandeln Sie einfach den ganzen Bereich um die drei Punkte herum. Ich ziehe diese drei Punkte zum Beispiel dem NADA-Programm vor, weil ich nur diese drei Punkte auf einem Ohr brauche und mit diesen den gleichen Effekt erziele, wohingegen das NADA-Programm aus mehr Punkten besteht. Die Punkte werden auf Basis der sogenannten Händigkeit gestochen oder bearbeitet, das heißt, bei Rechtshändern auf dem rechten Ohr und bei Linkshändern auf dem linken Ohr.

Die Punkte heißen: **Sonne, Shenmen** und **Antiaggression**, wobei die ersten beiden aus der chinesischen Ohrakupunktur stammen und der letzte aus der französischen Ohrakupunktur. Außerdem gibt es noch eine russische Schule, eine Wiener Schule und einige weitere Systeme.

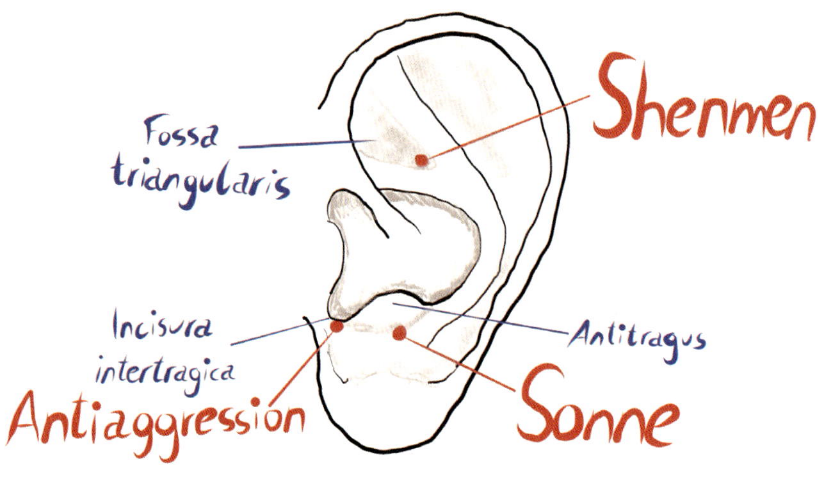

Betasten Sie Ihr Ohr einmal selbst. Gehen Sie vom Ohrläppchen aus hinauf, dann kommen Sie unterhalb der Ohrhöhle zu einem Knorpel, dem Antitragus: In der Rinne unterhalb des Knorpels liegt der Punkt „Sonne“. Wenn Sie nun von der Sonne horizontal nach vorne tasten bis unter die Kerbe, die Incisura intertragica, gelangen Sie zum Punkt „Antiaggression“. Tasten Sie nun von der Ohrspitze senkrecht hinunter, dann spüren Sie zwei Schenkel und eine Grube dazwischen, die Fossa triangularis. Wenn Sie nun die Fingerspitze in die Fossa triangularis legen und nach hinten rutschen, spüren Sie, wie die zwei Schenkel zusammenkommen. Kurz bevor die Schenkel zusammenkommen, aber noch in der Fossa, befindet sich der Punkt „Shenmen“.

Wenn Sie diese drei Punkte massieren, schaben, kratzen oder nadeln, hat dies eine stark seelisch ausgleichende Wirkung. In unserer Praxis verwenden wir zusätzlich die Elektroakupunktur für das Ohr, um die Wirkung zu verstärken. (Bitte nicht selbst mit Strom und Akupunkturnadeln herumspielen! Elektroakupunktur gehört in die Hände von Spezialisten und Spezialistinnen!)

WEITERE THERAPIEFORMEN AUS DEM OSTEN

Unsere Mitte und der Atem

Unsere Mitte, also unser Verdauungsapparat und unser Bauch, befindet sich tatsächlich in der Mitte unseres Körpers. Wir fühlen uns erst dann in unserer Mitte, wenn es ihr gut geht. Dabei wird die Mitte nach oben hin vom Zwerchfell begrenzt, nach unten hin von den Organen und den Knochen des Beckenbodens.

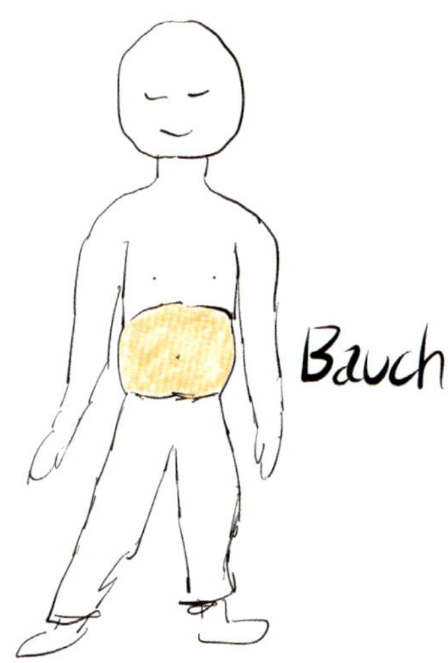

Leider entwickelt sich unsere Mitte hier im Schlaraffenland „Westen“ zusehends in Richtung Kugel, was die Beweglichkeit des Qi in der Mitte deutlich einschränkt.

Das heißt, dass ein zunehmendes Übergewicht mit Vermehrung des Bauchfetts die Ausprägung

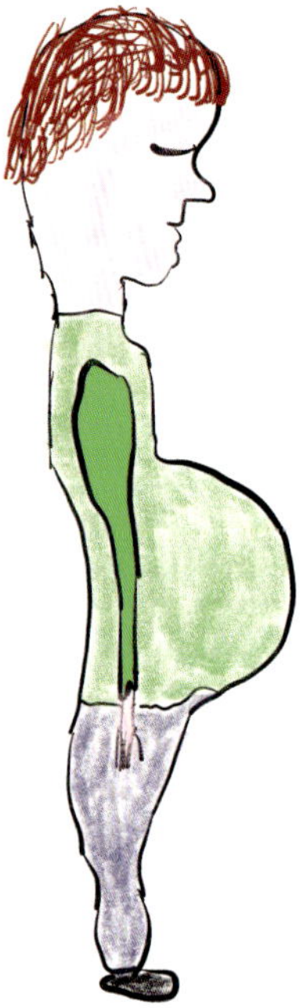

unserer Qi-Stagnation noch verstärkt. Das, was eine gesunde Mitte braucht, ist ein guter Qi-Fluss, frei von jeder Blockade, und dabei kann die Atmung helfen. Jedesmal, wenn man tief einatmet, bewegt sich das Zwerchfell nach unten und schiebt den Nahrungsbrei vor sich her. Jedes Mal, wenn man tief ausatmet, bewegt sich das Zwerchfell nach oben, erzeugt einen Sog im Bauchraum und walkt nun den Nahrungsbrei in den Därmen wieder nach oben, besonders dann, wenn man zusätzlich gleichzeitig die Bauchmuskeln (im Sinne einer forcierten Atmung) anspannt.

Atmet man in seinem Alltag bewusst tief ein und aus und macht man auch Bewegung, bei welcher eine forciertere Atmung auftritt, so aktiviert das alleine schon rein mechanisch den gesamten Verdauungsapparat, abgesehen davon, dass durch die verbesserte Sauerstoffzufuhr der gesamte Stoffwechsel angeregt wird.

Bereits einfache Yogaübungen wie das tiefe Ein- und Ausatmen kombiniert mit einer körperlichen Bewegung, können die Mitte stärken und die Verdauung verbessern.

Ich habe einmal einem Profisportler diese Übung gezeigt, damit er ein besseres und freieres Gefühl für seine Mitte entwickelt. Und was hat er als Inbegriff für Leistungserbringung daraus gemacht? Er hat sich einen Medizinball genommen, ihn fest gegen den Bauch gedrückt und sich so vorgebeugt, und das gleich mehrere Stunden pro Tag! Machen Sie das bitte nicht. Gerade wenn man **Yoga** oder **Qigong** macht, darf man nicht vergessen, dass diese beiden „Sportarten“ nicht olympisch sind! Idealerweise suchen Sie sich einen Yoga- oder Qigong-Lehrer, der Sie persönlich und wenn möglich im Einzelunterricht begleitet. Gruppenunterricht ist

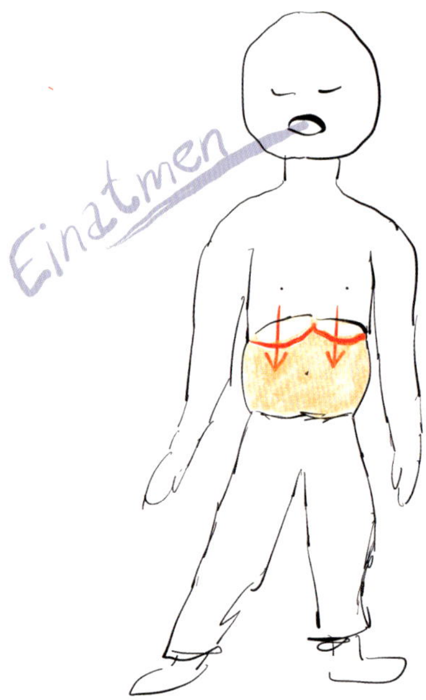

auch gut, vor allem motivierend, und man kommt unter Menschen, aber gerade am Anfang, wenn man sich noch unsicher fühlt – und gerade bei der Depression ist es ja schon eine große Leistung, in die Gänge zu kommen und etwas Neues zu starten –, wäre der Einzelunterricht oder ein Unterricht in Kleinstgruppen ideal. Alles, was man sich am Anfang falsch einlernt, verlangt oft die doppelte Mühe, um es wieder loszuwerden.

Wenn Sie also bereits „lieb sind zu Ihrer Mitte", dann vergessen Sie nicht die Atmung! Sie ist die Voraussetzung für eine gesunde Mitte und somit auch dafür, dass Sie sich bald wieder in Ihrer Mitte fühlen …

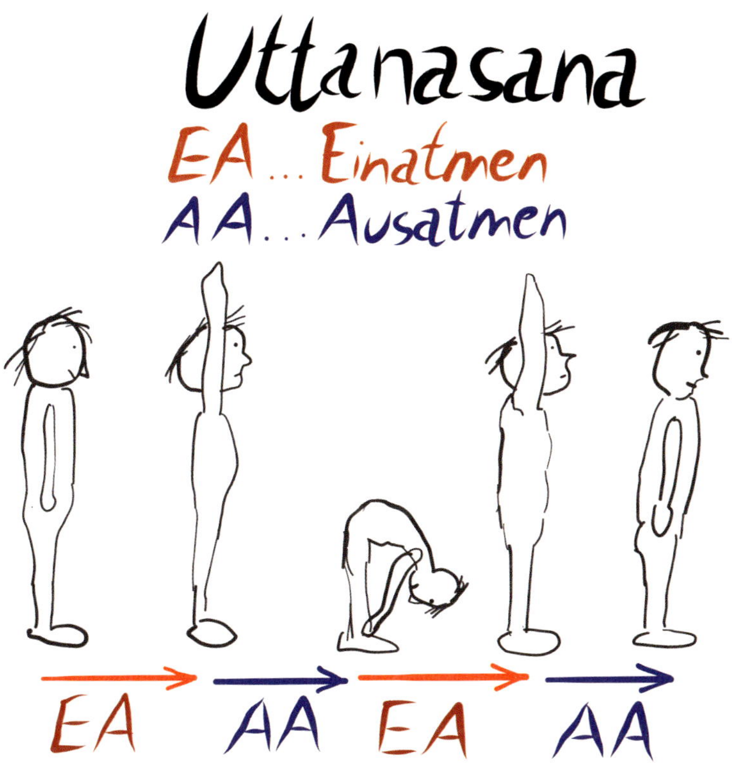

Das Yogasūtra und warum wir nicht glücklich sind

Das Yogasūtra ist uns von dem Inder Patanjali überliefert. Wir vermuten, dass er im zweiten Jahrhundert nach Christus gelebt hat. Dabei erzählt das Yogasūtra keine schöne, anschauliche Geschichte, wie es so viele andere altindische Texte tun. Es ist ein Text, der die Essenz des Yoga mit Hilfe von 195 Sätzen in einer unglaublichen Dichte darstellt. Das ist kein Buch, das man so nebenbei liest, sondern eher ein Lehrwerk, das einem Lehrer als Orientierung und Leitfaden dient. Sūtra heißt wörtlich übersetzt „Faden“ und war eine beliebte Form der Dichtung in Sanskrit, verwendet für verschiedenste Themenbereiche. Früher war es üblich, dass der Schüler zunächst ein Sūtra auswendig lernte. Erst dann sprach der Lehrer darüber und interpretierte den Satz. Die Kompaktheit der Darstellung lässt viel Raum für Interpretation, was sicherlich auch gewünscht ist, da Interpretation die Beschäftigung und damit Verinnerlichung mit dem Thema voraussetzt. Das Yogasūtra ist keine Philosophie. Das Yogasūtra ist erfahrenes, praktiziertes Wissen, das uns als geistiger Schatz aus dem alten Indien überliefert ist. Die Weisheit, die darin verborgen liegt, offenbart uns, wie unser Geist funktioniert, was wir tun können, um glücklich zu werden, was Freiheit bedeutet und wie man die Angst vor dem Tod überwinden kann. Ich kann nur jedem Menschen empfehlen, sich mit diesem wunderbaren Text auseinanderzusetzen. Es gibt mittlerweile mehrere Übersetzungen aus dem Sanskrit, mit guten, an die heutige Zeit angepassten Erklärungen. Ich selbst habe die Zeit, welche mir einer der Corona-Lockdowns beschert hat, genutzt, um es neuerlich zu übersetzen und zu interpretieren. Diese Übersetzung finden Sie in meinem Buch „Welt-Yoga, der Weg des wahren Selbst“. Diese Zeit, die mir geschenkt wurde, um mich intensiv mit diesem und anderen Weisheitstexten für das Buch zu beschäftigen, hat mein Leben und Denken grundlegend verändert.

Das Yogasūtra lehrt uns „richtig“ zu sehen. Wenn wir die Welt betrachten, so sehen wir diese nicht objektiv, sondern durch die Brille unserer persönlichen Wahrnehmung. Dabei ist unsere Betrachtung von unseren Gefühlen, Gedanken und Erfahrungen beeinflusst. Im Sanskrit nennt man diese rosarote Brille, die wir aufhaben, **Citta**.

Ein Beispiel: Sie sehen eine Fichte und beginnen zu weinen. Sie sehen diesen Baum mit all Ihren Gefühlen und Erinnerungen an alle Fichten, die Ihnen im Leben schon begegnet sind, so auch Erinnerungen an eine Fichte, die einst der Weihnachtsbaum für jenes Weihnachten war, kurz bevor Ihr Vater gestorben ist. Eine Fichte triggert ganz viel und ist nicht einfach nur „ein flachwurzelig wachsendes Nadelgehölz".

Genau hier fängt unser Dilemma an. Wir glauben tatsächlich, dass die Welt so ist und funktioniert, wie wir sie sehen. Wir identifizieren uns vollkommen mit unseren Gedanken und Gefühlen, wir identifizieren uns mit unseren Zielen. Das Erste, was wir lernen müssen, ist, zu erkennen, ob unsere Wahrnehmung richtig ist und ob sie wirklich unsere eigene ist oder die unserer Eltern, der Freundin, des Chefs, der Politik, des Lehrers, unserer Vorfahren oder der gesamten Gesellschaft. Es stellt sich die Frage: „Wer bin ich?" Sie sind sicherlich nicht nur Ihre Gefühle und Ihre Gedanken, denn sonst sind Sie wie ein Blatt im Wind, wandelbar und nie stabil, beeinflussbar und ständig getrieben.

Gerade wenn man depressiv ist, setzt man sich mit seinen Gefühlen gleich. Die Frage „Wer bin ich?" wird dann oft so beantwortet: „Ich bin traurig." – „Ich bin rastlos." – „Ich bin wütend." – „Ich bin so fertig." – „Ich bin total erschöpft." Tatsache ist, dass Sie sehr viel sind und auch ein bisschen traurig, sehr viel und etwas rastlos. Tatsache ist, dass große Spannung in Ihrem Körper herrscht und Sie daher das Gefühl „Wut" empfinden. Doch das sind nicht Sie. Das ist nur ein Wegweiser Ihres Körpers, damit Sie wieder in Ihre Mitte kommen. Unsere Gefühle sind eigentlich Instinkte, die der Mensch durch seine Fähigkeit zu denken verkompliziert. Ein Tier, das frei lebt, reagiert sofort auf ein Gefühl, ändert seine Position oder seinen Zustand so lange, bis das Gefühl verschwunden ist. Und dann schläft es meist ein.

Das Yogasūtra sagt, dass es hinter der Maske des Citta den wahren Seher gibt, **Draṣṭā**, und diesen gilt es zu finden. Dabei schlägt das Yogasūtra vor, regelmäßig beharrlich zu üben, um klar zu sehen. Im Falle unseres Beispiels mit der Fichte geht es darum, zu erkennen, dass der Baum, den ich gerade sehe, nur eine Fichte ist, und die Erinnerung, welche diese triggert, nur eine Erinnerung. Vielleicht ist es gut, diese Erinnerung bewusst wahrzunehmen, den Tod des Vaters gründlich zu beweinen, ausführlich etwa mit Geschwistern zu besprechen und dann zu verabschieden. Danach kann man üben, die Fichte als eine Fichte zu sehen, als nicht mehr und nicht weniger, dabei in der eigenen Mitte zu bleiben, ruhig zu atmen, sich zu spüren, zu lächeln und keine weitere Emotion aufkommen zu lassen.

Denken Sie an die Situation von zwei Eheleuten, die ständig streiten. Es braucht dann oft einen unbeteiligten Dritten, einen Coach oder einen Paartherapeuten, der den Streitenden vor Augen hält, wie sehr sie in ihren Gefühlen, Gedanken und Erinnerungen verstrickt sind und daher unfähig sind, den Partner „wirklich" zu sehen. Das, was man in so einer Situation als Beteiligter nicht schafft, schafft ein Außenstehender oft ganz leicht. Er „sieht wahrhaftig". Genau das sollen wir für uns selbst sein: Nicht gefangen in unseren Gefühlen, Gedanken und Erinnerungen, sondern klar und frei in unserem Blick, vielleicht sogar mit einem Lächeln für dieses witzige Spiel des Ichs.

Solange wir nicht wissen, wer wir sind, identifizieren wir uns mit allem Möglichen, mit Gegenständen, mit unserem Beruf, unserer Karriere, mit unserem Geld, unserem Aussehen, unserem Trainingszustand. Wir sagen „Ich bin ich!", meinen aber: „Ich bin mein gutes Aussehen, mein großartiger Erfolg, mein erschaffenes Kunstwerk, meine Karriere, meine Jugend." Das nennt das Yogasūtra „Māyā", die Verwechslung. Um über mich und wer ich denn nun eigentlich bin, was mich ausmacht, nicht nachdenken zu müssen, hetzen wir weiter, ergattern das nächste schöne Auto, gehen die nächste Beziehung ein, klettern in der Karriereleiter nach oben, malen das nächste Bild, bauen das nächste Haus, ziehen in das nächste Land. Doch wir können vor uns selbst nicht davonlaufen. Viele kommen zum ersten Mal in ihrem Leben zum Stillstand, wenn sie ihren Job verlieren, in Pension gehen, wenn der Partner fortgeht oder stirbt, und dann geht es ihnen gefühlt wie jemandem, der ein Leben lang über Treibsand läuft und nun, da er stehen bleibt, untergeht …

Hier im Westen identifizieren wir uns häufig mit Wünschen und Erwartungen, die unsere Eltern formuliert haben, oder die Gesellschaft, die Familie, die Religion, die Freunde. Doch wir erkennen nicht, dass es nicht unsere ganz eigenen Wünsche, Erwartungen und Träume sind, und so können wir diese fast nie erreichen. Wenn wir sie schließlich doch erreichen, müssen wir erkennen, dass es uns nicht glücklich macht, weil es ja die Wünsche, Erwartungen und Träume der anderen sind. Diese unerfüllte Begierde wirft uns in einen ständigen Spannungszustand, welcher nicht nur unsere Gefühle, sondern unseren ganzen Körper betrifft und den Boden für eine ausgewachsene Depression bestellt.

Die erste wichtige Maßnahme ist die **Stille**. Treten Sie ein in die Stille. Lassen Sie Stille zu. Gehen Sie alleine in den Wald und setzen sich dort hin. Legen Sie sich in die Wiese und betrachten Sie die vorbeiziehenden Wolken. Suchen Sie einen Raum auf, in dem absolute Stille herrscht. Ein monotones leises Geräusch wie ein Ventilator oder ein Kühlschrankmotor ist auch nicht schlimm. Setzen Sie sich in bequemer Sitzhaltung auf einen Sessel oder auf den Boden und nennen Sie es Meditation, was Sie da tun. Egal. Nehmen Sie sich Zeit für „nichts". Im Chinesischen nennt man das Nichtstun „Wu Wei". Im Yoga hat das Nichtstun mehrere Stufen, die Stufen der Versenkung. Die Idee dahinter ist, immer tiefer in sich selbst hineinzusinken, denn nur in der Stille können Sie sich finden, nur in Ihnen selbst gibt es die Antworten auf die Frage, wer Sie sind.

Für diese Aufgabe, die eigene Gewichtung des Citta zu entkräften, den Draṣṭā, den wahren Seher, kennenzulernen und die Verwechslungen, wofür Sie sich halten, zu demaskieren und dann vielleicht noch darüber und über Ihr Ich zu lachen, gibt es einen Weg, den Yoga-Weg, so wie er im Yogasūtra beschrieben wird. Dabei geht es viel um Vertrauen in die eigene Kraft und die Welt, um ein Loslassen all dessen, was uns auf dieser Welt versklavt, wie Gefühle, Gedanken, Besitz, schöne Kleidung, ein schnelles Auto oder ein riesiger Flachbildschirm. Diese Dinge sind alle erlaubt, natürlich, aber Sie sollen lernen, nicht an ihnen anzuhaften, sich nicht über sie zu definieren. Sie wissen doch, wie schnell man sich an Schönheit sattsieht, wie schnell man sich an das luxuriöse Haus gewöhnt oder die vielen Angestellten.

Sie wissen doch, wie viele Sorgen durch Besitz entstehen, nicht, weil Sie etwas besitzen, sondern, weil Sie Ihr Glück und Ihre Zufriedenheit davon abhängig machen, es zu besitzen. Es gibt Menschen, die geben all ihren Besitz her, sobald sie älter werden. Sie wollen sich nicht damit belasten, sondern sich lieber auf das Wesentliche konzentrieren: die Zeit, die man mit lieben Menschen verbringt, die Zeit für die Stille, die Zeit für Ruhe sowie dafür, mit allem und jedem ins Reine zu kommen. Es gibt aber auch Menschen, die immer mehr Besitz anhäufen, je älter sie werden, die die Ablenkungen unserer Gesellschaft wie Alkohol und Drogen, ständiges Reisen und ständiges Unterwegssein, noch mehr Geld und noch mehr Besitz nutzen, um ja nicht zur Ruhe zu kommen, um ja keine Stille zu erleben, um ja nicht in ein Loch zu fallen oder im Treibsand zu versinken, um sich auf keinen Fall selbst betrachten zu müssen. Denn die Betrachtung könnte verheerend ausfallen, denn viele Menschen packen aus Angst vor dem Nichts alles in sich hinein, was so im Laufe eines Lebens daherkommt. Und so sitzen im eigenen inneren Nichts Ängste und Sorgen, vor allem die Angst vor dem Tod und die Sorge um die Angehörigen und die Familie, alles Dinge, um die eigene Leere nicht zu sehen.

Aber auch das ist eine Verwechslung. Da gibt es keine „echte“ Leere, sondern ein „volles“ Nichts, nämlich ein Nichts an Gefühlen, ein Nichts an Gedanken, ein Nichts an Belastungen, ein Nichts an Ängsten und Sorgen, ein Nichts an Verzweiflung. Wer einmal den Zustand dieses Nichts erlebt hat, spricht nicht von Nichts, sondern von Freiheit, von **Kaivalya**. Über den Weg des Yoga lernt man durch beharrliches Üben, diese Freiheit zu erreichen. In vielen Kulturen wird das mit der sogenannten **Erleuchtung** gleichgesetzt, dem Zustand, sich mit allem verbunden und als eins zu erleben. Genau das spricht auch den entscheidenden Punkt des Yoga-Weges an: Es geht um das Erleben dieses Zustandes, um das Erfahren, wie es ist, wenn man nicht mehr ständig von seinen Emotionen durchgerüttelt wird, nicht von drängenden Gedanken und fordernden Vorstellungen getrieben wird, sondern aus einer tiefen inneren Ruhe, **aus der Mitte**, handelt, lebt und arbeitet. Im Zen gibt es den Spruch: „Vor der Erleuchtung Holz hacken und Wasser holen, nach der Erleuchtung Holz hacken und Wasser holen.“ Die Erleuchtung verändert uns innerlich, das Leben geht weiter wie bisher, aber mit einer ganz neuen Einstellung, mit einer ganz neuen Ungebundenheit an Materielles, mit einem ganz neuen Blick, dem Blick, der „richtig und wahrhaftig sieht“ …

Dies soll nur eine kleine Einführung für Sie in die große Welt der Yoga-Philosophie sein, Ihnen Lust machen, sich mehr damit zu beschäftigen. Depression ist oft ein „Nicht-glücklich-Sein“, das sich aus unserem ständigen Verlangen nach mehr ergibt. Doch dieses Verlangen ist nicht stillbar. Das meint das Yogasūtra mit Māyā, der Verwechslung. Unser Ich will immer mehr, aber das ist ein Weg, der nicht zum Glück führt.

Konkret heißt das für Sie: **weniger!** Weniger Verlangen, weniger Besitz, weniger den Alltag mit Verpflichtungen vollstopfen, weniger tun, weniger wollen, weniger erwarten, weniger zweifeln, dafür **mehr** Stille, mehr Vertrauen in sich selbst, mehr schlafen, mehr Nichtstun, um bei sich anzukommen. Ein Weg, um die Stille zu lernen, ist die Meditation ...

Die Meditation

Suchen Sie Ruhe und Stille und finden Sie sich **selbst**. Nur dort hören die Gefühle und Gedanken auf, laut zu sein. Das geht nicht sofort, es braucht Übung, so wie das Klavierspiel. Üben und nichts erwarten, wie beim Zähneputzen. Da erwarten Sie ja auch nichts, Sie tun es einfach, als Ritual vor dem Zubettgehen. So soll Ihre **Meditation** sein, ein Ritual Ihres Alltags. Die Veränderung kommt bestimmt. Aber Sie wissen nicht wann. Sie braucht auch nicht zu kommen, da Sie ja **nichts** erwarten. Meditation ist ein Weg von vielen in die Stille und in das Selbst hinein. Es ist grundsätzlich ein einfacher Weg, weil Sie beim Meditieren nichts anderes zu tun haben. Sie haben sich dann idealerweise von allen Pflichten so freigeschaufelt, dass Sie nun einfach sitzen können, entspannt, aufrecht, um nicht einzuschlafen, in einer Sitzposition, die für Sie gut passt. Das ist es schon: Sitzen und **nicht** warten, dass die Zeit vergeht. Stellen Sie einen Wecker auf fünf Minuten oder länger, dann können Sie die Zeit vergessen.

Ich möchte Ihnen hier ein paar Anleitungen zur Meditation geben, um Ihnen das Üben und Sitzen leichter zu machen, zumal unser **Affengeist** (wie man im Buddhismus sagt) ständig Beschäftigung braucht und nicht einfach sofort in die Leere hinübergeht, so wie wenn man den Computer ausschaltet.

Die Bhagavad Gita

Als Einstimmung auf die Meditation habe ich nun eine Stelle aus der **Bhagavad Gita** angeführt, einer Offenbarungsschrift, welche etwa im Jahr 1000 vor Christus entstanden ist und in ein großes Heldenepos, das Mahabharata („die große Geschichte der Bharatas"), verpackt überliefert ist. Es gibt ein berühmtes Foto von den Habseligkeiten Mahatma Gandhis, die er nach seinem Tod hinterließ. Er, die große Seele Indiens, der sein Land gewaltlos von der britischen Herrschaft befreite, hinterließ seinen schlichten weißen Baumwollumhang, seine Brille, seine Sandalen und sein abgegriffenes Exemplar der Bhagavad Gita. In diesem Buch hatte er täglich gelesen, eine, wie er sagte, für ihn unendliche Quelle der Inspiration.

In der Bhagavad Gits gibt Kṛṣṇa klare Anweisungen für die Praxis der Meditation, ohne Geheimnisse und Rituale, wie sie im Hinduismus gelegentlich auftreten.

„Kṛṣṇa gibt eine Anweisung: Suche dir, Arjuna, einen sauberen und bequemen Platz, richte diesen gemütlich und weich aus (mit Kushagras und Hirschfell). Dann setze dich hin. Bringe deine Gedanken zum Stillstand. Richte deinen Geist auf Eins aus. Dein Herz wird frei." (Vers 11)
„Halte deinen Rumpf, Kopf und Nacken in einer geraden Linie fest aufrecht, halte deine Augen davon ab, herumzuschweifen." (Vers 13)
„Und dann löse alle Ängste im Frieden des Selbst auf und weihe alle deine Handlungen Brahman, kontrolliere den Geist und richte ihn auf Brahman aus. Sitze in Meditation mit mir als deinem einzigen Ziel." (Vers 14)

Das Mantra „Om" kann als Synonym für Brahman, das Göttliche, als Ausrichtung sowie als „innerer Gesang" verwendet werden. Brahmarandhra ist die höchste Stelle des Kopfes und unterstützt beim Erreichen einer geraden Ausrichtung, wenn wir uns vorstellen, dass uns ein Faden an dieser Stelle nach oben zieht, wie bei einer Marionette.

Im Vers 19 entwirft Kṛṣṇa dann das berühmte Bild, dass der Geist wie eine flackernde Flamme im Sturm sei. Dieses Bild wird bis heute gerne als Unterstützung für die Konzentration in der Meditation verwendet. Man stellt sich dabei vor, mit dem inneren Auge die flackernde Flamme zu sehen, die dem unruhigen Geist entspricht, zum Beispiel im Herzraum. Nun beobachtet man im Geiste, wie die Flamme zur Ruhe kommt und schließlich ganz ruhig auf dem Docht dasteht. Gelingt dies, wurde der Geist mithilfe des Willens zur Ruhe gebracht.

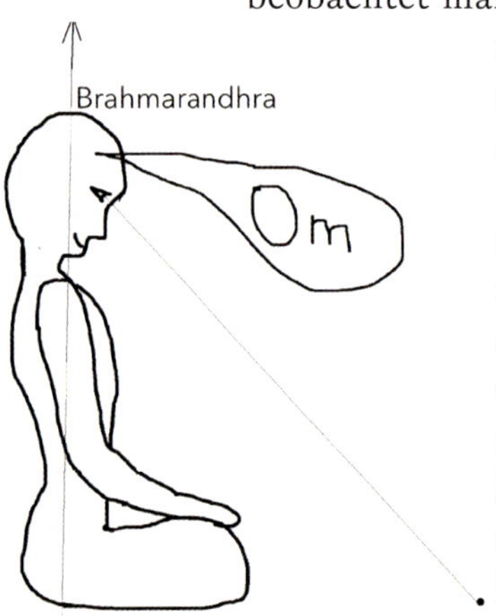

Als Vorübung kann man auch eine brennende Kerze vor sich hinstellen, diese im Geiste genau beschreiben (dunkleres Zentrum auf dem Docht, ein hellerer Kranz rundherum, vibrierende Luft über der Flamme, das Flammenflackern, wenn man ausatmet, das Beruhigen der Flamme, wenn man nur noch ganz sanft ausatmet, ...) und das Bild der Flamme in sich, in den Herzraum, aufnehmen, mit dem

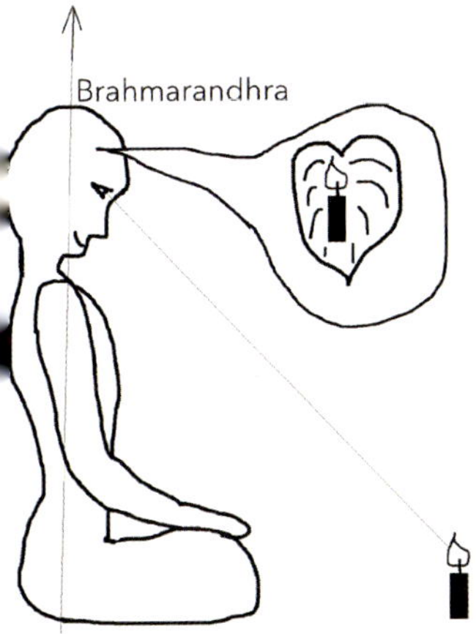

Objekt der Betrachtung verschmelzen und „Flamme sein“.

Das Vijñanabhairava Tantra

Eine weitere auch die Meditation erklärende Schrift, das **Vijñanabhairava Tantra**, ist im 10. oder 11. Jahrhundert nach Christus in Kaschmir entstanden, der Autor ist unbekannt. Die 164 Verse dieses Werkes gelten als offenbarte Texte und sind damit göttlichen Ursprungs. Der Text hat die Form eines Gesprächs zwischen der Göttin Bhairavī und dem Gott Bhairava.

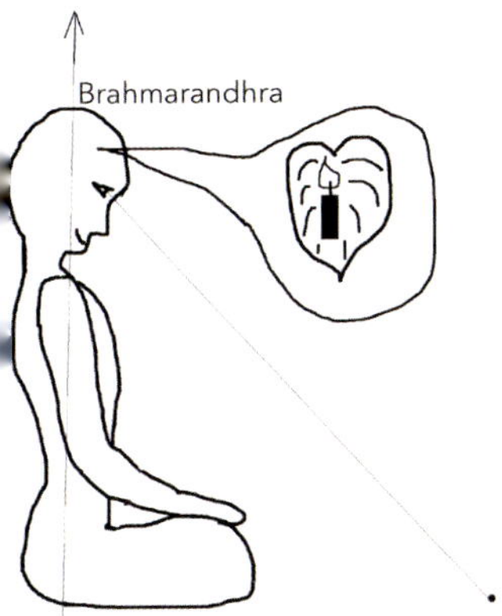

„Bhairava sprach: Das Ausatmen soll aufsteigen und das Einatmen (wörtlich „das Leben“) soll absteigen, die höchste Energie ist in einem visarga (wörtlich „aus zwei Punkten“) vereint. Der Zustand der Fülle wird erlangt, indem man den Atem (Prāṇa) an den zwei Orten (Punkten) ihres Ursprungs mit Aufmerksamkeit fixiert.“ (Vers 24)

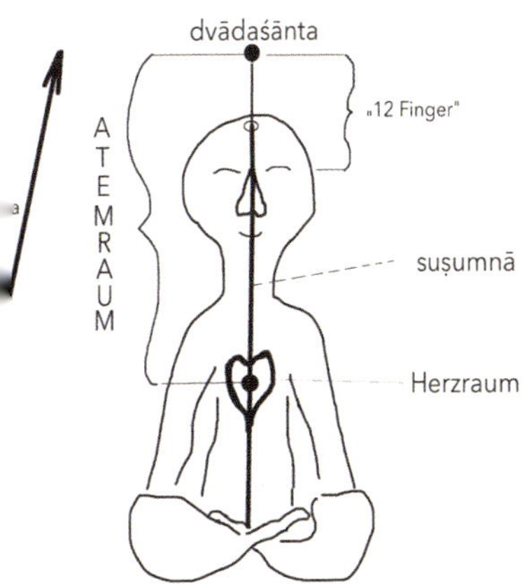

Auf diese Weise kann man sich in **Dhāraṇā**, der anhaltenden Ausrichtung am Beginn der Meditation, auf die Ein- und Ausatmung konzentrieren. Dabei konzentriert man sich auf eine Sache, wobei alle anderen Gedanken verschwinden. Die Einatmung erfolgt dabei im Zentralkanal (Suṣumnā) bis zum Herzraum, die Ausatmung im Zentralkanal bis zu Dvādaśānta. Das Aufsteigen des Atems wird Uccāra genannt. **Dvādaśānta** ist ein imaginärer Energiepunkt, der über dem Kopf schwebt, wobei man traditionell sagt, dass er sich zwölf Fingerbreit über den Augen befindet. Eine Variation dieser Übung wäre, sich den höchsten Punkt des Scheitels, **Brahmarandhra**, welchen Sie als

Du20 der chinesischen Akupunktur kennengelernt haben, vorzustellen. Lassen Sie in diesem Punkt dann in der Einatmung das Prāṇa, auf Chinesisch „Qi", in den Zentralkanal eintreten und führen Sie den Atem bis hinunter zu den Zehen. In der Ausatmung zieht sich der Atem dann in der Vorstellung von den Zehen aufsteigend aus dem ganzen Körper zurück und tritt beim höchsten Punkt des Scheitels aus.

Eine Übung für die Leere

Eine schöne Übung für die Leere ist es, sich im Inneren zwei Punkte vorzustellen, diese genau zu visualisieren und „dazwischen Leere zu packen". Mit der Zeit kann man die zwei Punkte „ausradieren" und in der Leere bleiben.

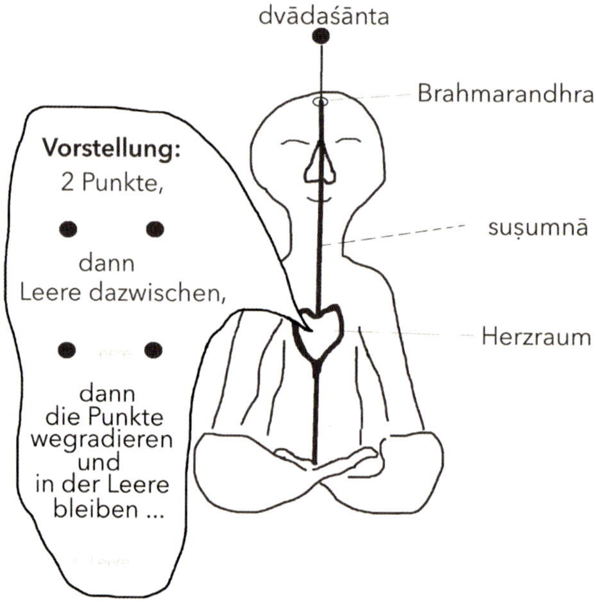

Die Leere zwischen der Ein- und Ausatmung

Das Vijñanabhairava Tantra beschreibt eine weitere Übung:

„O Göttin! Wenn man seine Aufmerksamkeit auf die beiden Leeren des Atems, innen und außen richtet, dann offenbart sich die herrliche Gestalt (vapus) Bhairavas durch Bhairavī."

(VERS 25)

In dieser Übung geht es um die Atempause, das Fehlen der Atmung, die Leere zwischen Ein- und Ausatmung sowie zwischen Aus- und Einatmung. In Dhāraṇā entspricht die Ein- und Ausatmung den zwei Punkten, zwischen denen die Leere entsteht.

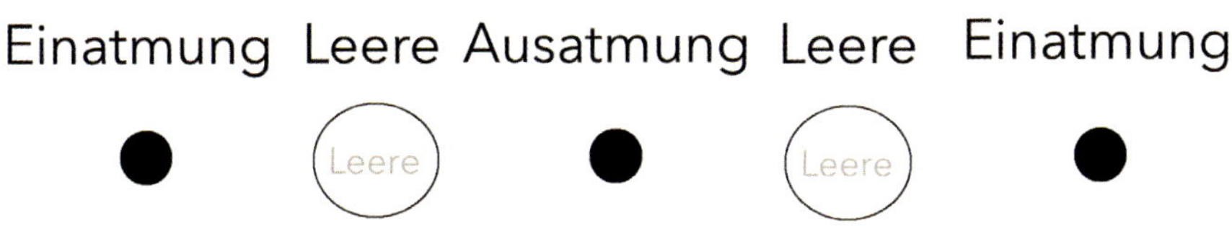

Die Ausrichtung auf die Meditation

„Worauf immer man seine Konzentration auf dieselbe Weise richtet, ob auf die Leere, auf eine Mauer oder einen würdigen Schüler, so wird sich die gnadenspendende Energie von selbst offenbaren."

(VERS 33)

Mit diesem Vers wird erklärt, dass es um die beharrliche Ausrichtung in der Meditation geht, nicht um das Objekt der Betrachtung. Das Ziel ist die Leere (śunya) des Geistes und das Überwinden der Dualität im Innen (Ich und Selbst) und Außen (Welt der Dinge und göttliche Einheit).

Die Krug-Meditation

„Man richte seinen Blick in das Innere eines leeren Kruges, indem man die begrenzenden Wände weglässt. Im selben Augenblick wird man darin (in diesem leeren Raum) absorbiert, und durch die Absorption darin wird man eins damit (mit der großen Leere)." (Vers 59)

Diese Übung ist vergleichbar mit den zwei Punkten und der Leere dazwischen (siehe Vers 25). Man meditiert zuerst über den Krug, dann den leeren Raum darin, danach lässt man den Krug weg und verweilt in der Leere, die Sinnbild für die Leere des gesamten Universums ist.

Die Krug-Meditation

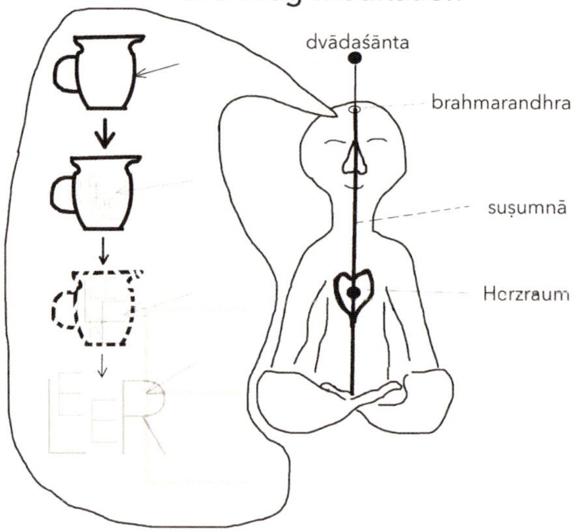

Die Bedeutung der Freude in der Meditation

„Wenn man eine große Freude erfährt, wie beim Wiedersehen eines Freundes (oder Verwandten) nach langer Zeit, soll man über das Entspringen dieser Freude meditieren, dann wird man darin absorbiert und wird geistig eins damit (mit dieser Freude).“

(VERS 71)

Jede Form der Freude sollte man im Herzen bewahren und diese Freude in der Meditation lebendig erhalten. Im Leben wird es immer wieder Momente des Leids, des Zweifels und der Verzweiflung geben. Setzen Sie sich dann zur Meditation, nehmen Sie einen Ihrer Schätze aus Ihrem Herzen hervor und vereinen Sie sich mit der Energie der Freude! Diese Freude werden Sie dann, auch in der schwierigsten Zeit Ihres Lebens, ausstrahlen und dieses Strahlen wird einen Effekt haben: Sehr bald wird die Freude wieder realer Bestandteil Ihres alltäglichen Lebens ...

Das Mantra

Ein Mantra ist eine besondere Silbe, ein besonderes Wort, ein besonderer Vers, die einen berühren. Wenn man diese ausspricht oder singt, helfen sie uns, unseren Geist zu 100 Prozent auf sie auszurichten. Denken Sie an ein Lied, das Sie öfters im

Radio gehört haben und das Ihnen nicht mehr aus dem Kopf geht. Wenn Sie sich ruhig hinsetzen, „hören" Sie dieses Lied richtiggehend in Ihrem Kopf, auch wenn Sie es gar nicht mitsingen. So kann man Silben, Worte, Sätze oder Sprüche wählen und sie im Geiste oder laut vor sich hersagen oder singen. Im Vers 145 wird erklärt, was das „wahre Mantra" ist:

„Die Kontemplation, die sich immer wieder die transzendente Wirklichkeit vergegenwärtigt, ist die wahre Rezitation (japa), wenn der innere Laut 445 (nāda) vom Wesen des Mantra von selber erklingt – ebendas ist zu rezitieren."

(VERS 145)

Das **wahre Mantra** ist nicht jenes, das man äußerlich wiederholt, das man vorher erlernt hat oder das einem ein selbsternannter Guru unter dem Siegel der Verschwiegenheit anvertraut hat, das wahre Mantra ist ein **spontaner innerer Ton**, der

Wahres Gebet und wahres Mantra

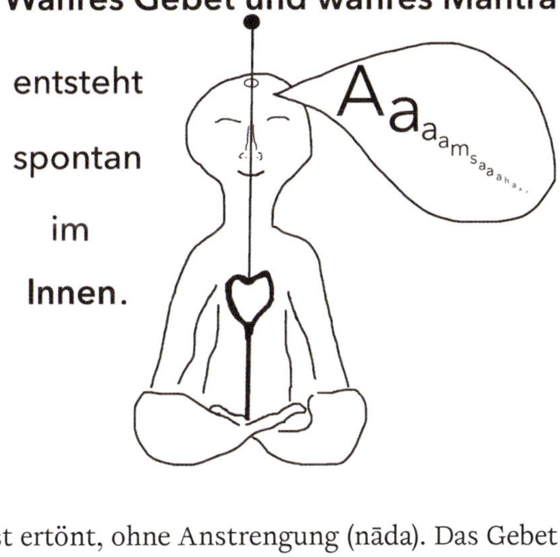

von selbst ertönt, ohne Anstrengung (nāda). Das Gebet über die höchste Wirklichkeit des Seins formuliert sich ganz von selbst ... Dabei hat „Gebet" nichts mit Religion zu tun. Man verbindet sich mit Worten oder Silben, die „von innen her spontan" klingen, denkt sie im Geiste und richtet seine ganze Aufmerksamkeit auf diese Worte aus. Horchen Sie in sich hinein. Hören Sie die Klänge oder Töne, die Silben oder Worte, die Verse oder Texte, die da in Ihnen hochkommen. Hören Sie ihnen zu. Nennen Sie es Gebet oder Mantra, wie Sie wollen. Und wenn es

Ihnen hilft, können Sie diese Töne, Silben, Worte oder Texte auch laut aussprechen oder singen.

Ich habe Ihnen nun ein paar traditionelle Möglichkeiten vorgestellt, wie man den Geist zur Ruhe bringen kann, wie man „in sich ankommt“, wie man seine Gedanken auf einen Punkt über dem Kopf oder die Atmung, die Vorstellung der Leere, eine Kerze oder die Vorstellung einer Kerze ausrichten kann. Ebenso können Sie in sich hineinhorchen und wenn Sie etwas „Schönes“ hören, wie Töne, Worte, Silben oder Sätze, die Ihnen guttun, diese als Mantra oder Gebet im Geiste wiederholen, aussprechen oder singen. Ihr Geist wird ruhig werden und mit ihm Ihre Gefühle. Die Gedanken werden langsamer werden, werden Sie nicht mehr überfordern und dabei werden Sie mehr und mehr sich selbst kennenlernen. Das ist eine wundervolle Reise. Doch wie bei den Hausaufgaben für das „Lieb-Sein-zur-Mitte“ muss man auch hier üben! Bitte nehmen Sie sich täglich Zeit dafür, am besten gleich in der Früh, um gut im Tag anzukommen, und gerne auch am Abend, um den Tag gut zu verabschieden und „herunterzukommen“. Fangen Sie mit ein paar Minuten an. Am besten stellen Sie sich einen Wecker! So müssen Sie nicht mehr über die Zeit nachdenken. Am Anfang werden Sie sich vielleicht denken: „Diese fünf Minuten vergehen ja gar nicht …“ Lächeln Sie diese Gedanken an und konzentrieren Sie sich wieder auf Ihr Objekt: die Leere, die Kerze, die Atmung, ein Mantra oder ein Gebet.

Wenn Sie dann den Wecker einmal auf eine halbe Stunde oder Stunde eingestellt haben und Sie sich beim Läuten des Weckers denken: „Was, die Zeit ist schon wieder um? Ich dachte es sind erst wenige Minuten vergangen“, dann sind Sie in sich angekommen! Geduld! Die tägliche Meditationsübung ist genauso wichtig wie das warme Frühstück, die tägliche Bewegung, der Stressabbau, die Psychotherapie oder die chinesischen Kräuter …

Viel Freude damit!

Zen und die Achtsamkeit

Zen beziehungsweise der Zen-Buddhismus hat sich im 5. Jahrhundert nach Christus in China als eigenständige Form aus dem Buddhismus heraus entwickelt. Der chinesische Begriff Chán (禪) stammt von dem Sanskrit-Wort **Dhyāna**, dem stillen Reflektieren. Aus diesem wurde im Chinesischen Chan'na (禪那) und dann **Chán**. Das stille Reflektieren, das zumeist mit der Meditation gleichgesetzt wird, ist auch das Hauptcharakteristikum dieses Stiles. Man spricht daher auch vom Meditations-Buddhismus.

Im 12. Jahrhundert gelangte Chán nach Japan und wurde dort zu Zen (禅). In Japan entwickelte der Stil eine eigene Tradition. Vornehmlich von dort gelangte Zen im 19. und 20. Jahrhundert in den Westen. Zum Boom des Zen im Westen hat das Buch „Zen in der Kunst des Bogenschießens" des deutschen Philosophen Eugen Herrigel beigetragen.

Zen ist Praxis, die Theorie einfach, der Weg nicht zu unterschätzen. Es gibt nichts zu erreichen, nichts zu tun und nichts zu besitzen. Der Übende möge sein Ich aufgeben. Das Hauptmittel im Zen ist die Ruhe, die Stille.

Die zwei wichtigsten Methoden des Zen sind Zazen („Za" steht für „sitzen", „Zen" für „Versenkung") und die **Achtsamkeit im Alltag, Samu** („das konzentrierte Tätigsein"). Beim Zazen nimmt man in einer bequemen Sitzposition auf einem Sitzkissen Platz. Alles soll aufrecht und entspannt sein. Nur der Anfang und das Ende des Sitzens werden vorgegeben, mehr nicht. Man nimmt eine aufrechte Sitzposition ein, lässt die Augen leicht geöffnet, fixiert einen Punkt etwa einen Meter vor sich auf dem Boden und konzentriert sich auf diesen Punkt. Kommen die Gedanken, so lässt man sie mit einem Lächeln ziehen wie Wolken am Himmel.

In der **Achtsamkeit** richtet man seine Gedanken ständig auf das, was man im Moment tut. Ob es beim Essen, Waschen, Spazierengehen oder Holzhacken ist, immer ist man mit seinen Gedanken bei seinen Händen, seinem Mund, den momentanen Sinneseindrücken, bei der Intensität der Sinneseindrücke. Damit ist der Geist beschäftigt genug.

„Zen ist nichts Aufregendes,
sondern Konzentration auf deine alltäglichen Verrichtungen."
(SHUNRYU SUZUKI)

Daneben gibt es noch die Gehmeditation, **Kinhin**, bei der in aller Langsamkeit ein Schritt vor den anderen gesetzt wird, die Rezitation (das Lesen eines Textes) und das Arbeiten mit **Kōan**, Textpassagen vor allem von Zen-Meistern, über welche nachgedacht und diskutiert wird.

„Den Weg zu studieren heißt, sich selbst zu studieren. Sich selbst zu studieren heißt, sich selbst zu vergessen. Sich selbst zu vergessen heißt, eins zu werden mit allen Existenzen."

(MEISTER DŌGEN ZENJI, 1200–1253)

Entscheidend für das Gelingen des Weges ist die Struktur des Alltags. Immer gleiche rituelle Abläufe von früh bis spät ersparen unnötiges Denken sowie Planen und geben Sicherheit, um die eigenen Denkstrukturen, die einem ein illusorisches Sicherheitsgefühl geben, aufgeben zu können.

„Ich würde gerne irgendetwas anbieten, um Dir zu helfen, aber im Zen haben wir überhaupt nichts."

(IKKYŪ SŌJUN, 1394–1481)

Je nach Zen-Schule wird **Samādhi**, „Erleuchtung", angestrebt oder nicht. Allein der Zustand, nicht in der Welt der Dinge verhaftet zu sein, kann Befreiung genug sein. Ebenso kann es das Ziel sein, Satori zu erlangen. **Satori** ist die Erkenntnis, wie das gesamte Universum funktioniert. Satori ist das allumfassende Wissen und wird häufig mit der **Buddha-Natur** gleichgesetzt. Diese offenbart sich in der **persönlichen Erfahrung der Leere.**

„Kreisbild" (Ensō, 円相)
als Symbol der Leere und der Vollendung

Ich hoffe, Ihnen mit diesen Exkursen in die Yogaphilosophie, die Meditation, in Zen und die Achtsamkeit ein paar Anregungen für ganz neue und frische Ansätze gegeben zu haben, Ihre Depression loszuwerden. Wenn Sie sich von einem der Themen angesprochen fühlen, öffnen Sie Ihr Herz dafür, beschäftigen Sie sich mehr damit, üben Sie, schließen Sie sich einer Gruppe an, vertiefen Sie sich in die entsprechende Literatur und geben Sie sich und Ihrem Geist viel Zeit, um in die Ruhe und die Stille zu kommen.

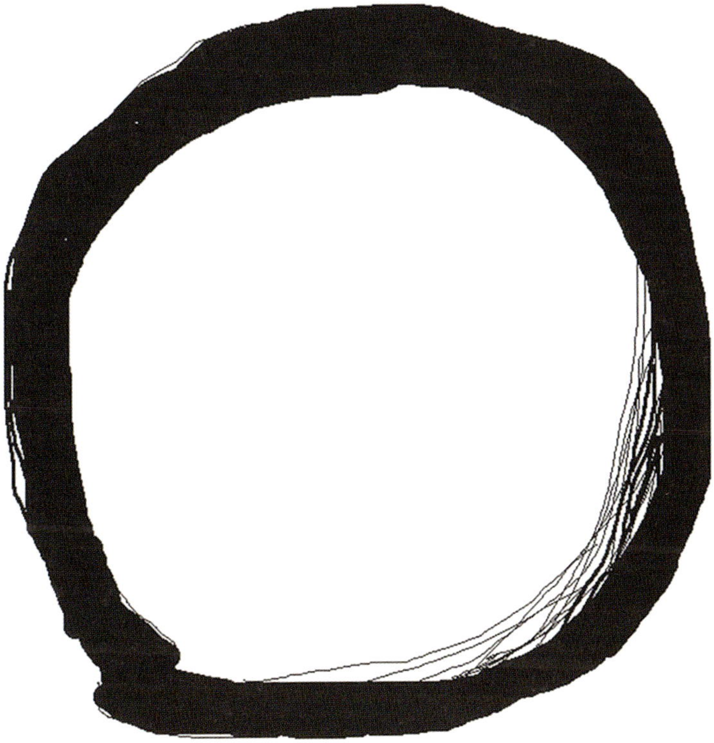

Liebe Leserin, lieber Leser!

Vielleicht ist ja gerade Ihre Depression die Chance Ihres Lebens, diesem eine ganz andere Richtung zu geben oder einen ganz anderen Impuls zu verleihen! Wie es bei den einzelnen Übungen heißt: Eigentlich geht es um sehr wenig, sogar um nichts, aber das dafür täglich! Die tägliche Praxis, sei es beim Essen, beim „Lieb-Sein-zur-Mitte“, bei der Einnahme der chinesischen Kräuter, bei dem Durchführen einer Eigen-Akupunktur-Behandlung, bei der Bewegung, bei der emotionalen Ausrichtung, bei der Meditation oder der Achtsamkeit, entscheidet über Ihren weiteren Werdegang. In diesem Buch konnte ich nicht über alles schreiben, was Sie wieder in Ihre Mitte bringt. Aber alles, wirklich alles, ist willkommen, solange es Sie in Ihre Mitte bringt und Ihnen wieder Freude und Spaß am Leben schenkt. Man muss ein Gefäß leeren, um es anschließend neu befüllen zu können. Sie müssen somit vielleicht Ihr Leben leeren von all den alten Gewohnheiten und Verpflichtungen, Vorstellungen und Glaubenssätzen, um Ihr körperliches Gefäß mit neuen Ausrichtungen und Ritualen befüllen zu können.

„Wer loslässt, hat zwei Hände frei“, sagt ein chinesisches Sprichwort. Lassen Sie los und packen Sie es neu an! Alles Gute auf Ihrem Weg!

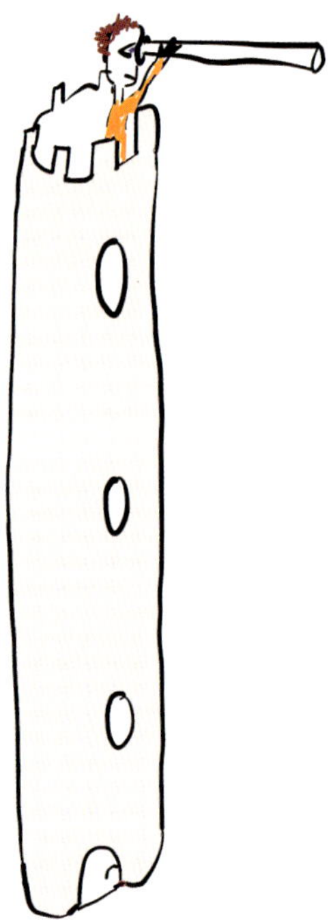

Ihr
Georg Weidinger

Forchtenstein, 6. Februar 2022

Index

In Georg Weidingers TCM-Reihe ebenfalls erschienen:

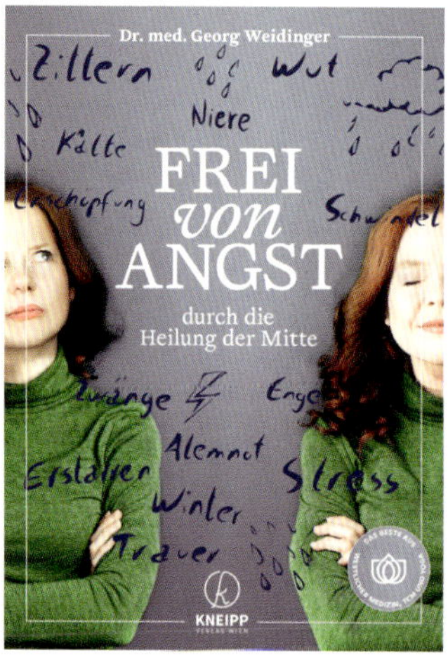

ISBN 978-3-7088-0808-6

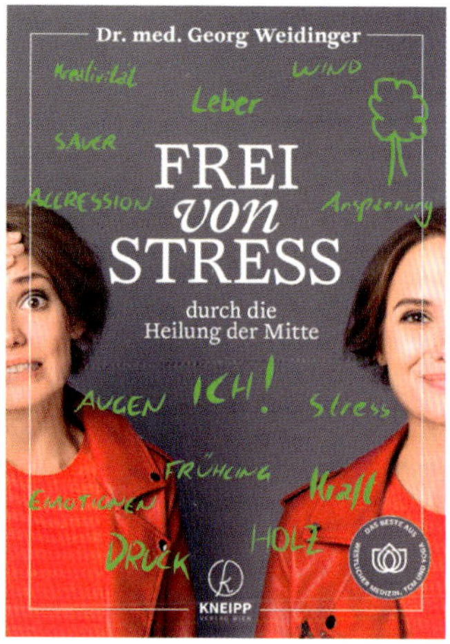

ISBN 978-3-7088-0797-3

Liebe Leserin, lieber Leser,
hat Ihnen dieses Buch gefallen? Dann freuen wir uns über Ihre Weiterempfehlung! Erzählen Sie in Ihrem Freundeskreis oder bewerten Sie das Buch online.

Möchten Sie weitere Informationen zum Thema oder mit dem Autor in Kontakt treten? Wir freuen uns auf Austausch und Anregung unter
leserstimme@styriabooks.at

ISBN 978-3-7088-0819-2

Bücher aus der Verlagsgruppe Styria gibt es in jeder Buchhandlung und im Online-Shop
www.styriabooks.at

Covergestaltung: Bureau A/O
Layout: Anna Haerdtl, Bureau A/O
Coverfoto: Pixel-Shot/stock.adobe.com
Autorenfoto: Alex Gotter
Illustrationen: Georg Weidinger
Lektorat: Gernot Koller, Elisabeth Austaller
Projektleitung: Ilka Grunenberg
Projektassistenz: Kate Reiserer

Druck und Bindung: Finidr
Printed in the EU
7 6 5 4 3 2 1

Im Sinne einer besseren Lesbarkeit der Texte wurde meist entweder die männliche oder weibliche Form von personenbezogenen Hauptwörtern gewählt. Dies impliziert keinesfalls eine Benachteiligung des jeweils anderen Geschlechts.